微养生（修订版）

从细节着手，培养健康的生活习惯

一看就懂，拿来即用的养生经

杨力◎著

河南科学技术出版社
·郑州·

图书在版编目(CIP)数据

微养生／杨力著.—郑州：河南科学技术出版社，2018.3
ISBN 978-7-5349-7127-3

Ⅰ.①微… Ⅱ.①杨… Ⅲ.①养生(中医)-基本知识 Ⅳ.①R212

中国版本图书馆 CIP 数据核字(2016)第 048311 号

出版发行：河南科学技术出版社
地址：郑州市经五路 66 号　　邮编：450002
电话：(0371)64788613　65788625
网址：www.hnstp.cn

策划编辑：马艳茹　范广红
责任编辑：武丹丹
责任校对：朱　超
封面设计：张　伟
责任印制：张艳芳

印　　刷：郑州环发印务有限公司
经　　销：全国新华书店
幅面尺寸：170 mm×240 mm　　印张：10　　字数：105 千字
版　　次：2018 年 3 月第 1 版　　2018 年 3 月第 1 次印刷
定　　价：29.80 元

如发现印、装质量问题，影响阅读，请与出版社联系并调换。

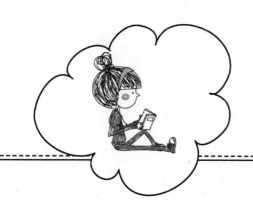

序

"养",即调养、保养、补养之意;"生",即生命、生存、生长之意。养生实质上就是保养身体,从而达到延年益寿的目的。

在我们的生活中,养生存在于每一个细微之处,因而现代人提出了"微养生"的概念。

生活中有很多不健康的生活方式,往往由于它们的"渺小"而被我们忽视,比如:

——整天工作,而不是劳逸结合。长时间从事一种工作会让身体感到疲惫。

——长期坚持一种锻炼模式。如果长时间不改变锻炼模式,很容易造成经常锻炼的那部分肌肉劳损,而没有运动到的肌肉一直被忽视。长此以往,很可能使身体肌肉不成比例地变化。

——只在用餐前洗手。专家认为,最有效的减少疾病的方法就是勤洗手。仅在餐前洗手显然是不够的,去过卫生间、打喷嚏、咳嗽、擦完鼻涕、抚摸完小动物后都应及时洗手。

——忽视早餐。有些人不吃早餐,因为他们早晨起床后感觉不饿,这是一个很不好的习惯。早餐不仅要吃,还要吃得丰盛。

——运动过量。每天抽出 5 分钟时间锻炼要比一个月或几个月疯狂运动一次好。锻炼的关键不在于一共运动了多长时间,而在于坚持。而且运动过量还会使肌肉受伤。

——冷漠的办公室气氛。工作本身的压力就足以让人感到紧张了,如果你与某个同事关系不妙,甚至成了"死对头"的话,那办公室气氛就更加压抑,这对你的健康没有什么好处。

……

世界卫生组织强调:自己的健康自己负责。疾病我们可以交给医生,然而健康不能交给医生,而是应该交给自己。因为医生可以帮助我们割掉坏死的身体组织,但不能保证我们的健康。"最好的医生是自己",正如古希腊名医希波克拉底所说的那样:"病人的本能就是病人的医生,而医生是帮助本能的。"

健康就是你身体的银行,你储蓄得越多,余额就会越大。而生活中的小细节正是你储存健康的每一笔小财富,关注生活的小细节,你就会越来越富有,你的身体就会越来越健康。

要想安康长寿,就从现在开始,注意生活中的点滴细节,注重"微养生"。久而久之,这些看起来似乎平凡的小细节,就会渐渐融入你的生活,健康习惯就会像吃饭、睡觉一样自然而简单。

杨 力

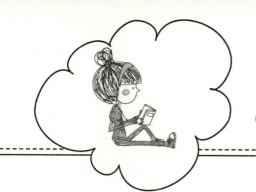

contents 目录

◎ 第一章　起居有常，生活处处有讲究

精神调养宜春季 ········· 2
夏季饮食三要点 ········· 3
秋燥防咽炎 ············· 5
秋冬养阴好时机 ········· 6
耐寒锻炼四方式 ········· 7
老人过冬须谨慎 ········· 9
冷天四不宜 ············· 10
冬季养生暖背足 ········· 11
一日两次脊椎保健操 ····· 12
被窝里的健身操 ········· 14

◎ 第二章　均衡营养，合理搭配

多吃主食，保护大肠 ····· 18
饭后立即走，营养难吸收 ··· 19
钙宜适当补充 ··········· 20
核酸可抗衰老 ··········· 22
少盐能益寿 ············· 23
防衰抗老话膳食 ········· 25

有益的咀嚼锻炼 …………………………………… 26
　　多吃粗粮保健康 …………………………………… 28
　　要重视吃早餐 ……………………………………… 30
　　晚餐早吃，少患结石 ……………………………… 32
　　进食过饱，大脑易早衰 …………………………… 33

◎ 第三章　饮食新主张

　　养成饭前喝汤的习惯 ……………………………… 36
　　早晨饮凉开水有益 ………………………………… 37
　　开水煮饭营养佳 …………………………………… 38
　　吃糖的最佳时机 …………………………………… 39
　　健康吃火锅的6个常识 …………………………… 41
　　食物流行四趋势 …………………………………… 42

◎ 第四章　把好食物进"口"关

　　清洁厨具放置要领 ………………………………… 46
　　不同材质的餐具使用禁忌 ………………………… 47
　　戒除饮食卫生坏毛病 ……………………………… 48
　　鱼、禽、畜不宜食的部位 ………………………… 49

◎ 第五章　察言观色，疾病早知道

　　肺癌的早期信号 …………………………………… 52
　　食管癌的预警症状 ………………………………… 53
　　病毒性肝炎的预警征兆 …………………………… 54
　　肝硬化的早期征象 ………………………………… 55

肝癌的报警信号 …………………………………… 57

一般性心脏病的预警先兆 ………………………… 58

无痛性心肌梗死的早期症状 ……………………… 59

各类肾炎的预警先兆 ……………………………… 61

糖尿病的预警信号 ………………………………… 62

甲亢的前期征象 …………………………………… 63

脑血管疾病的预警征兆 …………………………… 64

脑血栓的早期信号 ………………………………… 66

中风的报警信号 …………………………………… 67

◎ 第六章　饮食是改善睡眠的天然良方

哪些食物有助于睡眠 ……………………………… 70

早茶晚枣调节睡眠 ………………………………… 71

牛奶的安眠作用 …………………………………… 72

核桃的安眠妙用 …………………………………… 73

合理安排晚餐 ……………………………………… 74

多重功效的冰糖百合饮 …………………………… 76

安神益智的龙眼冰糖茶 …………………………… 77

治疗失眠症五道汤 ………………………………… 78

◎ 第七章　赶走失眠的绿色疗法

用裸睡改善失眠 …………………………………… 80

睡前应该排净大小便 ……………………………… 81

"温足冻脑"益于睡眠 …………………………… 82

睡前做做健身操 …………………………………… 83

通过锻炼身体促进睡眠 ………………………… 84

调节生物钟，远离失眠 ………………………… 86

◎ 第八章 切断疾病源，身体自然棒

卧室要保证充足的日照 ………………………… 88

室内空气要洁净 ………………………………… 89

洗手液的健康"讲究" …………………………… 90

抽油烟机不只用于抽油烟 ……………………… 92

正确使用消毒柜 ………………………………… 93

宠物可带来哪些传染病 ………………………… 94

马桶刷要保持清洁干燥 ………………………… 95

马桶边尽量不设纸篓 …………………………… 96

◎ 第九章 有效运动，益于养生

办公室内也能做瑜伽 …………………………… 98

在办公桌边做运动 ……………………………… 99

桌边动作摆脱"鼠标手" ………………………… 100

在办公室利用椅子巧健身 ……………………… 101

运动的最佳时间是晚上 ………………………… 102

雨后散步好处多 ………………………………… 103

感冒后不宜参加锻炼 …………………………… 104

有氧运动要天天做 ……………………………… 105

◎ 第十章 运动方式要正确

锻炼项目要有选择 ……………………………… 108

练习瑜伽有益健康 …………………………………… 109

原地跑步好处多 ……………………………………… 110

赤脚走石子路有益健康 ……………………………… 111

步行能促进身体健康 ………………………………… 112

倒走健身好处多 ……………………………………… 113

跳绳健身又益脑 ……………………………………… 114

踢毽子益于身心健康 ………………………………… 115

第十一章　为心理解压，享受健康生活

宽容一些对健康有益 ………………………………… 118

不要抑制叹息 ………………………………………… 119

悲伤落泪可排毒 ……………………………………… 120

幽默有助于人的健康 ………………………………… 121

这样做可以解压 ……………………………………… 122

心情不佳可以这样做 ………………………………… 123

聊天可以消除烦恼 …………………………………… 124

制怒的几种方法 ……………………………………… 125

嫉妒有损健康 ………………………………………… 127

精神刺激易致病 ……………………………………… 128

如何保持乐观情绪 …………………………………… 129

一笑方能解愁 ………………………………………… 131

大声吼出压抑 ………………………………………… 132

弈棋有益于长寿 ……………………………………… 133

垂钓有益于养生 ……………………………………… 134

不畏老有益于长寿 …………………………………… 135

合理安排休闲生活 …………………………………… 136

◎ 附 录 《中国居民膳食指南》（2016）核心推荐

推荐一：食物多样，谷类为主 …………………… 140

推荐二：吃动平衡，健康体重 …………………… 140

推荐三：多吃蔬果、奶类、大豆 ………………… 141

推荐四：适量吃鱼、禽、蛋、瘦肉 ……………… 141

推荐五：少盐少油，控糖限酒 …………………… 142

推荐六：杜绝浪费，兴新食尚 …………………… 142

中国居民平衡膳食宝塔（2016） ………………… 143

中国居民平衡膳食餐盘（2016） ………………… 145

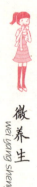

第一章

起居有常，生活处处有讲究
——微养生之良好生活方式篇

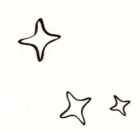
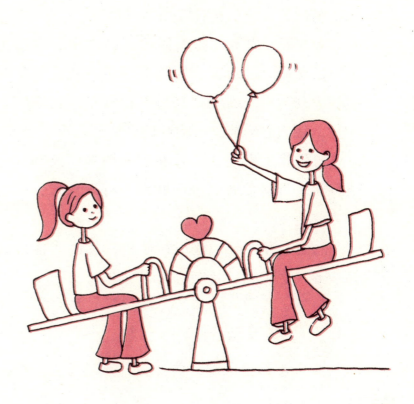

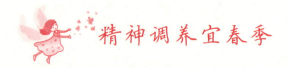

精神调养宜春季

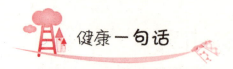

春季是调养精神的最佳时机。

养生应遵循天人相应，顺应一年四季气候变化的规律和特点。春季是万物生发的季节。春季养生首先要掌握春令之气生发舒畅的特点，从精神方面加以调养。

春季五行属木，而人体的五脏之中肝也属木，因而春应于肝。肝藏血，主疏泄。肝阴血不足，则疏泄失职，阳气升泄太过，表现为稍受刺激则易怒。在春季，宜顺应万物蓬蓬勃勃的生机，使意志舒畅，心胸开阔，情绪乐观。

历代养生家还认为，在阳光明媚、风和日丽的春天，应踏青问柳，登高赏花，游山戏水，行歌舞风，陶冶性情，以利春阳之气生发。

总之，春之时，宜精神愉快，气血调畅，以使一身之阳气适应春气之萌生、勃发的自然规律。

细节提示

◎ 春季养生保健，精神调养非常有益，要及时调摄不良情绪，当处于紧张、激动、焦虑、抑郁等状态时，应尽快恢复心理平静。

◎ 春季的气候环境最有利于人体气血津液的化生，充养组织器官。

◎ 初春时节，阳气始发，辛甘之品可发散阳气，以助春阳。温食有利于护养阳气，如葱、枣、花生等，但要远离大辛大热之品，如鹿茸、附子等。应少食辛辣之品。

◎ 春季的正常睡眠应是"夜卧早起"。一日之计在于晨，早在战国时期的《黄帝内经》就有精辟论述："夜卧早起，广步于庭，披发缓行，以使志生。"就是说，春季里，人要适应自然界的变化，适当晚睡早起，晨起到户外散步，悠然自得地舒展肢体，使情志宣发舒畅。

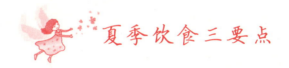

夏季饮食三要点

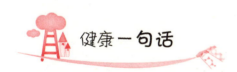

健康一句话

夏季饮食宜清爽。

夏季天阳下济，地热上蒸，天地之气上下交合，为自然界万物的茂盛繁荣提供了有利的时机和条件。但暑热为阳邪，易耗气伤津，从而导致口干舌燥、口渴思饮、小便赤黄、大便秘结等症。湿为长夏的主气，而湿为阴邪，易伤人体阳气，尤其是脾胃之阳气，常常导致食欲减退、脘腹胀满、四肢不温、大便稀溏等脾病发生。

为了适应夏季的气候特点，夏季的饮食调养应贯彻"春夏养阳"的原则，以清淡平和、清热利湿为主。

1. 多喝清凉饮料（如凉开水、淡盐水、酸梅汤、淡茶、豆浆、绿豆汤、菊花茶、薄荷茶等），以补充出汗消耗，并能促进暑气从尿液中排出。

2. 常吃凉性瓜果、蔬菜（如苦瓜、冬瓜、西瓜、竹笋、豆芽、银耳、香蕉、梨等），以增强机体抗热能力，减少暑气对人体的伤害。

3. 讲究营养。夏天易出汗，身体不仅损失了大量水分，也损失了不少营养物质，高温还会使人体内蛋白质分解加速。故夏天宜多吃富含蛋白质、维生素、矿物质和膳食纤维的食物（如瘦肉、豆腐、牛奶、蛋品、甲鱼及新鲜蔬菜、水果等）。

细节提示

◎ 夏季喝水、饮冷饮要讲究方法，严格把住"病从口入"关。

◎ 夏季饮食应贯彻"省苦增辛"原则，多吃些豆腐、豆皮、大豆、胡萝卜、萝卜、葱、蒜、油菜、韭菜、芥菜、香菜等。

◎ 夏季天气热，人体大量出汗，要及时补充水分和矿物质，以维持酸碱代谢平衡。

◎ 当补充水分时，宜少量、多次补充。

◎ 夏天切勿贪凉，贪凉易引起"夏寒"，使阳气受损而致病。如过食生冷食品，易导致脘腹疼痛、恶心呕吐、腹胀腹泻等。

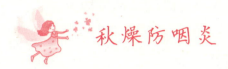
秋燥防咽炎

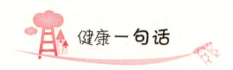
健康一句话

秋季饮食调养上应以防燥护阴、滋阴润肺为准则，以清润为宜。

秋季由于早晚温差较大，人体在夏季过多地"宣泄"之后，易感觉身体水分不足，很多人会感觉鼻腔、嘴唇、口腔、咽部及皮肤干燥，甚至出现鼻出血、嘴唇干裂等，即使喝水也得不到缓解，秋季干咳的患者也比较多，这些都是"秋燥"的表现。

"秋燥"是一种季节病，因为秋季空气湿度比较低，人体容易脱水，出现干燥的症状，进而引发口干舌燥、咽喉疼痛、鼻干出血、皮肤干燥、便秘等一系列"上火"的症状，同时还容易引起呼吸道感染等症状。

慢性咽炎是由上呼吸道的慢性炎症引发的，多与烟酒过度和风寒暑湿燥热邪气的侵袭有关。如天气过度干燥、潮湿或过冷、过热等，都可引起咽炎发病。秋天预防咽炎的办法有：

1. 戒除烟酒，避免不良的刺激，并经常用盐水、苏打水或硼酸水漱口，注意口腔清洁。还可含服薄荷喉片或含碘喉片，每次1~2片，每日数次。

2. 忌食辛辣食物，少食羊肉、狗肉等辛热之品。

3. 避免情绪波动，保证充分的睡眠。

细节提示

◎ 治疗慢性咽炎，可用金银花30克，生地黄30克，连翘15克，桔梗6克，牛蒡子9克，马勃12克，板蓝根15克，射干15克，玄参15克，竹叶6克，麦冬15克，甘草6克，水煎服，每日1剂，分早晚两次服，连服4~6剂。

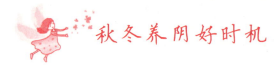

秋冬养阴好时机

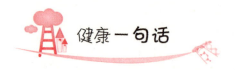

健康一句话

养阴三部曲——节欲、食疗、练功。

"春夏养阳，秋冬养阴"，是中医学养生术语，也是中医因时制宜养生原则之一。《黄帝内经》说：秋冬之时，万物敛藏，养生者宜顺时而养，须护藏阴精，使精气内聚，以润养五脏。凡有损失阴精的情况皆应避免。"秋冬养阴"意即要求人们在秋冬之季顺应自然界秋主收、冬主藏的规律，重视蓄养阴精。

1. 慎房事以养阴。性生活应审慎安排，适中为度，不宜过劳。

2. 重食疗以养阴。秋冬寒凉,人体阳气不宜妄泄,应重视食疗,使脾胃健旺,以滋填养阴。

3. 勤练功以养阴。秋冬之令可通过练功以调畅气机,培养阴精。

细节提示

◎ 我国古代在摄生保健方面有强调"动"和强调"静"两种不同观点,然动功中有静,静功中也有动,"动"与"静"是有内在联系、不可分割的。采用动功还是静功须因人而异,不必拘泥,但贵在持之以恒。

◎ 秋冬进补要讲究"平补",莲藕、杏仁、百合、银耳、荸荠、梨、蜂蜜等,都是不错的养阴食物。

◎ 秋冬季节天气干燥,要随身带着水杯,及时补充水分,而不要等到口干舌燥时再猛喝一通。可将蜂蜜直接调入温水中早、晚饮用,能起到养阴润燥、润肠通便的效果。

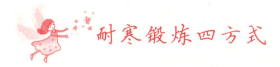

耐寒锻炼四方式

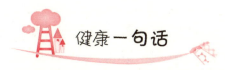

健康一句话

冷水浴、按摩、体育锻炼可提高耐寒力。

俗话说："冬天动一动，少闹一场病；冬天懒一懒，多喝药一碗。""夏练三伏，冬练三九。"这些都说明，冬季坚持体育锻炼非常有益于身体健康。耐寒锻炼对人体的循环、呼吸、消化、运动、内分泌系统都有帮助，从而能减少冠心病、脑血管疾病、感冒、咳嗽、关节炎、肥胖病等的发生。耐寒锻炼还能使人长寿。

在寒冷的秋冬季节，耐寒锻炼可以提高机体适应恶劣气候环境的能力，增强身体素质。耐寒锻炼的方式如：

1. 冷水浴。冷水浴对强身、预防疾病有特殊的作用。

2. 冷空气锻炼。俗话说"春捂秋冻"，进入秋季后，只要身体适应，无论大人还是小孩都可以暂时不穿着太厚。

3. 按摩保健。按摩的部位有：

（1）心俞穴（左右肩胛骨之间、脊椎和两侧韧带的部位，第5胸椎棘突下，旁开1.5寸）。两侧各按揉36次，每侧都是左转18次，右转18次。这个部位自己够不着，可请别人帮助。

（2）肾俞穴（即两边"腰眼"）。两侧各按揉36次，每一侧都是左转18次，右转18次。

（3）气冲穴（大腿根内侧）及其下部。在气冲穴的下边，有根跳动的动脉，先揉气冲穴，然后按揉跳动的动脉处。一揉一按，交替进行，一直揉到腿脚有热气下流的感觉为止，对促进腿部血液循环很有好处。

（4）涌泉穴。揉搓涌泉穴，以感觉到热为宜。再揉搓脚趾，特别是大脚趾第二节长汗毛的地方（叫"三毛穴"），要多揉搓，然后稍用力捏3～5下。

4. 体育锻炼。冬季锻炼宜有选择地进行慢跑、散步、练气功、打太极拳、习剑等项目，不应该做过高强度的运动。大量地出汗，会"发泄阳气"，对机体不利。

细节提示

◎ 进行活动时，以微出汗为宜。如全身已出汗，也不要脱太多的衣物，否则容易感冒。

◎ 在运动前，衣服略单薄一些，不仅可以避免大量出汗，而且能使机体接受寒冷的锻炼。

◎ 对于年轻人来说，寒冷的环境还可以锻炼人的坚强意志和顽强精神，可以进行必要的耐寒锻炼。

◎ 耐寒锻炼时热身要充分，防止运动创伤。

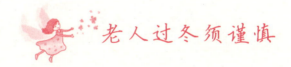

老人过冬须谨慎

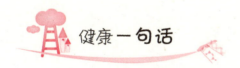

健康一句话

冬季，老年人要多注意衣、食、住、行。

在冬季，老年人呼吸道、心脑血管疾病的发病率和意外损伤率较其他季节均有明显增高，在日常生活细节中有许多问题需要重视。

衣：注意防寒保暖是减少老年人冬季多发病的可靠方法。

食：老年人冬季应在保证健康前提下，适量进食高热量的食品。

住：老年人居住的房间室温以 16～20℃ 为宜，并加强日光照射。如室内用火炉取暖，要防止煤气中毒。用火炉取暖时，不妨在炉子上放一壶水，使水保持沸腾状，让热气不停地蒸发。

行：冬季天气寒冷，要尽量少出门。

 细节提示

◎ 冬季饮食很关键。老年人应少吃过分油腻、不易消化的食物，不吃刺激性大的酸辣食品，不饮烈性酒，晚餐不过饱，以防胃病和冠心病发作。

◎ 老年人冬令进补很有必要，但应在医生指导下辨证进补。

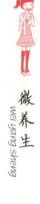

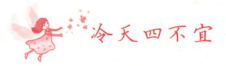

冷天四不宜

 健康一句话

做好季节性疾病的预防。

冬天应注意以下四个方面的细节：

1. 不宜早起外出。尤其是高血压病人，早晨天气严寒，易引发脑出血、脑血栓。

2. 不宜空腹锻炼。中老年人早晨要缓慢起床，适量饮水、进餐后再进行锻炼。

3．不宜让老人或高血压、冠心病病人独自去浴室洗澡。冷天脱衣易受凉使血管收缩，促使血压骤升，诱发中风；加上浴室充满水蒸气，氧气含量较低，在用力搓洗时，心脏耗氧激增，也容易发生心肌梗死。

4．不宜紧闭门窗。每天打开门窗，才能通风换气。但雾霾天应少开门窗。

细节提示

◎ 冬天洗澡过于频繁，可能会洗掉保护皮肤的皮脂、角质层等，因此最好不要天天洗澡，两三天洗一次即可。

◎ 不要用过烫的水洗澡，否则会烫伤皮肤，造成皮肤局部发炎；对皮肤瘙痒者而言，会加重瘙痒。

◎ 皮肤瘙痒的患者洗澡时不要搓洗，也不要用盐水或花椒水泡澡。

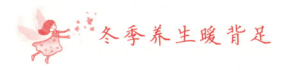

冬季养生暖背足

健康一句话

足部和背部保暖是冬季养生要点。

中医认为，背为阳中之阳，足为太阳经和督脉循行部位。

督脉总督一身阳气，太阳经主一身之表，风寒之邪侵袭人体，太阳经首当其冲。如果背部保暖不好，风寒之邪极易通过背部侵入人体，损伤阳气而致病，或使旧病复发、加重。尤其是对于患有过敏性鼻炎、慢性支气管炎、哮喘、胃溃疡和心血管疾病的病人来说，暖背十分重要。

冬日还应注意温足。因为人的双足离心脏最远，末梢血液循环比较差，再加上双足的皮下脂肪较少，防寒保温能力较差，故而有"寒从脚下生"之说。下肢受凉，不仅影响两足，还可能会引起上呼吸道感染等，甚或诱发心绞痛、心肌梗死等心血管疾病。因此，冬季双足的保暖也很重要。

细节提示

◎ 睡前用热水洗足，使毛细血管扩张，促进足部的血液循环，可安神宁志，有益睡眠。尤其对于因下元虚冷，阳气难以布达四肢，双足不温的老年人，更是保健的有效措施。

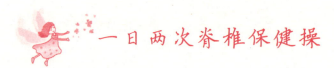

一日两次脊椎保健操

健康一句话

脊椎保健操可以帮助颈椎病、腰椎病病人有效缓解症状。

长期低头伏案工作，颈椎长时间处于屈曲位或某些特定体位，不仅使颈椎间盘的内压增高，而且也使颈部肌肉长期处于非协调受力状态，颈后侧肌肉和韧带易受牵拉而劳损，椎体前缘相互磨损、增生，再加上扭转、侧屈过度，更进一步导致损伤，很容易引发颈椎病。坚持每日两次做脊椎保健操，对预防和缓解颈椎病、腰椎病十分有效，具体步骤如下：

1. 基本姿势。每次做各项训练动作前，先自然站立，双目平视，双脚略分开，与肩同宽，双手自然下垂。

2. 前俯后仰。双手叉腰，先抬头后仰，然后缓慢向前胸部位低头，同时呼气，双眼看地。

3. 举臂转身。先举右臂，手心向下，抬头目视掌心，身体慢慢转向左侧，停留片刻。再反方向做一次。

4. 左右旋转。双手叉腰，先将头部缓慢转向左侧，同时吸气于胸，待右侧颈部伸直后，停留片刻；再缓慢转向右侧，同时呼气，待左边颈部伸直后，停留片刻。

5. 提肩缩颈。双肩慢慢提起，颈部尽量往下缩，停留片刻后，双肩慢慢放松，头颈自然伸出，还原自然；然后再将双肩用力往下沉，头颈部向上拔伸，停留片刻后，双肩放松，并自然呼气。

细节提示

◎ 做这套脊椎保健操时，动作要缓慢、协调，把肌肉慢慢地绷紧，然后再做适量的放松动作，觉得累的时候要适当休息。

◎ "经常耸耸肩，颈椎保平安"，经常用电脑的人，最好坚持每天都做几分钟耸肩动作。

被窝里的健身操

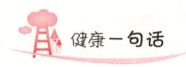

早上起床时进行一些按摩或者做做健身操,会感觉神清气爽,有助于一整天保持精力充沛。

我们在工作繁忙的时候可能很难抽出时间来专门锻炼身体,如果每天早上能早醒10分钟,在床上做一套健身操,则是一件既省时又收效甚大的事情。如果是夫妻两人一起进行,还能在健身中促进感情呢!

1. 伸懒腰。睡醒后在床上伸懒腰同时配合深呼吸的动作,重复7~8次,有助于消除疲劳,加快清醒。

2. 转头屈脚腕。睡醒后,人有时感到头昏脑涨,这是一夜的睡眠使头部和颈部肌肉变得僵硬,头部血液循环不畅,头部供血不足所致。躺在床上,头部左右转动10~12次,就可使头昏状况减轻。同时,屈伸脚踝关节15~20次,可使下肢活动开来。

3. 仰卧侧屈。仰卧在床上,一手上举,随上体侧屈,下肢用力伸直,左右侧屈各做8~10次。

4. 仰卧下肢屈伸。做完了上述的运动后,你肯定会精神很多，睡意全无。接下来就可做些下肢屈伸动作。做法是一侧腿屈，使脚踏于床上，然后膝部向上伸直，两腿轮流各做15～20次。

5. 仰卧举腿。此动作有利于减轻便秘，并强健腹肌，从而有助于保持身姿健美。具体做法是：仰卧在床上，两腿并拢屈膝，然后小腿伸直上举，腿与上体成90°角。接着腹肌用力，两腿下落至与床成45°角处，脚面与腿成直角，跟腱必须伸直，保持这个姿势片刻，然后还原成两腿上举姿势，再重复这个动作15～20次。做这个动作时，上半身应放松并紧贴床面。

6. 全身屈伸。此动作有助于舒展肩关节。具体做法是：俯卧床上，然后屈膝跪起，上身前屈，两臂伸向头前方，胸部尽量触及床面，两肩向后翻，保持片刻。接着两腿伸直，上体慢慢抬起后仰，稍停。最后还原成屈膝跪起姿势。

7. 仰卧转腰。仰卧，两臂各伸向两侧，呈侧平举姿势，然后一腿伸直上举，腰部拧转倒向对侧床上。这时腿和腰部必须成直角倒下，肩部始终保持贴紧床面状态，否则效果就会大打折扣。此动作左右各练习15～20次，日久坚持，有助于增强腰肌，促进肠胃的蠕动。

细节提示

◎ 在起床的时候经常进行床上健身，有助于全天精神饱满。

◎ 床上健身要想达到防病去病的目的，坚持是最重要的。

◎ 每天早上早起10分钟。

第二章

均衡营养,合理搭配

——微养生之饮食观念篇

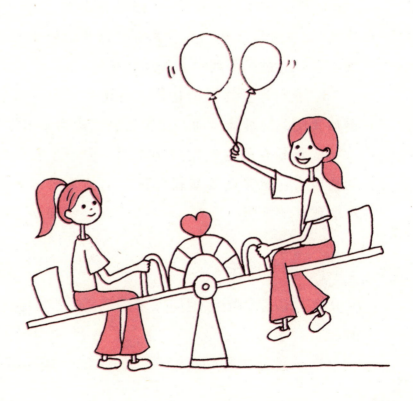

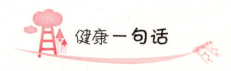

多吃主食，保护大肠

健康一句话

适当多吃点主食能抑制肠癌。

研究发现，食用淀粉类食物越多，小肠癌、结肠癌和直肠癌的发病率越低。所谓淀粉类食物，主要是指富含糖类的主食（如大米、玉米、小麦等），以及根茎类蔬菜（如土豆、山药、薯类等），此外，还包括香蕉等含糖类比较丰富的水果。淀粉类食物主要通过以下两种方式抑制肠癌：

1. 淀粉类食物经消化进入肠道后，经一系列反应，有助于增加粪便，促进肠运动，加速致癌代谢物排出体外。

2. 淀粉在肠内经发酵酶作用，会产生有效抑制癌细胞生长的物质。它能够直接抑制大肠内细菌繁殖，防止大肠内壁产生可能致癌的细胞。

细节提示

◎ 可以去市场买粗加工未经去除谷皮的全谷食物，如谷类面包。

◎ 识别谷类面包的方法：如果成分表的第一位就是谷类，

则说明这种面包里谷类含量的确丰富；如果谷类成分排在其他成分比如糖的后面，则说明这种面包里谷类成分不多。还有一个方法是：用手拿着面包，如果感觉面包密实紧凑，有明显的麦麸，就表明它的谷类含量丰富。

◎ 用荞麦做成的面条、凉粉、烙饼、蒸饺和米饭等主食富含淀粉，可以很好地保护大肠。

◎ 富含 B 族维生素、维生素 E 的五谷杂粮粥，如腊八粥、八宝莲子粥、荷叶粥等尤其适合中老年人食用。

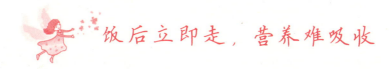

饭后立即走，营养难吸收

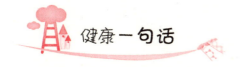

饭后立即走路，影响消化功能。

"饭后百步走"是许多人的习惯，但专家研究发现，食物成分在消化道停留的时间有所不同，脂肪约为 5 小时，蛋白质约为 2 小时，糖类约为 1 小时。如果饭后立即行走，可能会使体内营养流失，还会加重心脏负担。这是因为：

1. 饭后消化道需要大量的血液来帮助消化食物，若立即运动或散步，则四肢血液量增加，相对地减少了胃肠的血液供应，影响了消化功能，不利于消化食物，使人体营养吸收受到影响。

2. 还有些人喜欢饭后立刻洗澡,这样会使皮肤毛细血管扩张充血,进而使消化系统的供血量不足,影响食物的消化吸收。

3. 虽然行走对青壮年来说只是一种轻体力运动,但对老年人,尤其是70岁以上的老年人而言则可能是一种中度以上的运动,容易加重心脏负担。如果老年人患有冠心病,饭后立即走,会加重心脏负担,加大心肌缺血的可能性。

细节提示

◎ 专家建议,饭后休息30分钟至1小时再进行适量的活动。

◎ 老年人每日的步行锻炼宜早晚各1次,以没有气急、自我感觉良好为度,每次可行走30~40分钟,中途还可依据自身情况决定是否休息。

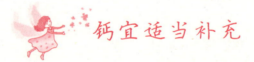

钙宜适当补充

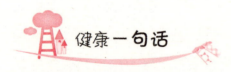

健康一句话

人体要适当补钙。

人体内如果长期缺钙,可造成钙代谢紊乱,从而引发甲状旁腺功能亢进。

儿童缺钙影响机体代谢,容易造成新生骨与软骨中钙盐沉着不足，从而表现出一些骨骼变化，可引起生长发育迟缓，新骨结构异常，骨钙化不良，骨骼变形，发生佝偻病、鸡胸，出现"O"形或"X"形腿、串珠肋、方颅、枕秃等体征，同时可引起牙齿发育不良，容易患龋齿。

成年人缺钙时，可发生骨质疏松。到了老年以后，钙的溶出占了优势，因此骨质也缓慢地减少，出现骨质疏松。

老年人随着年龄的增长可能会出现个子变矮的现象，这是因为缺钙可以造成骨萎缩。

另外，妇女在妊娠期与更年期出现的牙齿酸痛、腰酸腿痛等症状也与缺钙有关。妊娠期缺钙还会影响胎儿的发育。

近年有人发现白发也可能与缺钙有关。

有的人脊柱、手臂、腿脚等部位的骨骼软得可以弯曲，头颅稍微加以压力便会变形，现代医学看来，这种疾病就是由于缺钙而引起的"软骨病"。

因此，人体要适当补钙。

钙的最理想来源是奶及奶制品，奶中不仅含钙丰富，而且吸收率高。动物性食品中鱼、贝类、虾皮等的钙含量较高。植物性食物中干豆类钙含量较为丰富。

细节提示

◎ 补钙过多尤其是长期服用钙剂不利于健康，饮食补钙比较安全。

◎ 绿叶蔬菜含有较丰富的钙，但是有些蔬菜如苋菜、菠菜等含草酸较多，会影响钙的吸收。

◎ 虾皮中含钠很多，高血压、肾脏疾病病人不宜采用虾皮补钙的方式。

◎ 补钙不宜过多，摄入过量的钙可影响铁、锌等元素的吸收利用率。

◎ 钙摄入过量可出现高钙尿症，容易造成肾结石、尿路结石，而且结石的质地硬、不规则且数目多，从而影响泌尿系统健康。

核酸可抗衰老

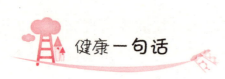

预防衰老的一个重要方法就是使用核酸。

有些年轻人，蛋白质、脂类、糖、维生素、矿物质、膳食纤维等人体所必需的营养素都得到了充分的供给，却仍然感到精神不振，未老先衰，对疾病的抵抗能力低，容易疲劳，个别的人甚至走路都气喘，这些都可能是核酸供应不足的征兆。

核酸是细胞的重要成分，在机体的生长、发育和繁殖过程中起着重要作用。核酸供给不足，会对机体造成不良影响，首先就是导致机体衰老。现代人的膳食中，摄入的核酸较少，又由于营养不均衡，可能会引起身体早衰及老年性疾病的发生，如高胆固醇血症、心脑血管疾病、老年性关节炎、痴呆症、糖尿病、肥胖病等。

衰老的原因之一是细胞核酸的变化，我们可以通过摄取富含核酸的食品来补充损失的核酸，加速细胞的新陈代谢。富含核酸的食品有鱿鱼、鲑鱼、鸡心、鸡肝、红豆、豌豆、牡蛎、比目鱼、乌贼、牛肉、豆腐干、菠菜、胡萝卜、蘑菇、酵母、木耳、洋葱等。鱼类食品，特别是海产鱼含核酸量很高，所以多吃鱼可获得较多的核酸。

细节提示

◎ 在食用高核酸膳食时，要注意少吃盐（每人每日5克以下），多喝水，以利于核酸在体内的代谢。

◎ 适当地补充核酸，对活化细胞、增强免疫功能、促进新陈代谢、抗衰老、健脑及防治多种功能性疾病都有很大作用。

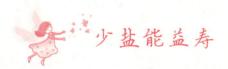

少盐能益寿

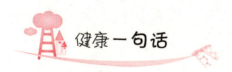

健康一句话

清淡的饮食，尤其是少盐，可以益寿。

盐是"百味之王"，是人们生活中不可缺少的重要调味品，但我国很多人盐的摄入量已远远超过了生理需要。由于不同的饮食习惯，造成人们的口味有"轻"有"重"，但这些并非生理需要。

唐代名医孙思邈曾说:"咸多促(短)人寿。"中医学认为,咸入肾经,适量可补肾强身,为身体所必备。而多食则伤肾,使人早衰。所以强调日常饮食中"味适中而不过咸",特别是汤羹之味,更需淡盐。

临床医生和营养工作者在实践中发现,动脉硬化、脑梗死、高血压、脑出血等疾病的高发与吃盐太多有关,因此建议大家饮食要清淡,要控制盐的摄入量,成年人每天盐的摄入量不要超过6克,其他人群对盐的摄入量要适量减少。

少盐虽然能益寿,可也不能太少,因为盐中含有钠(盐的主要化学成分为氯化钠),钠是人体内重要的生理元素,在保持细胞正常渗透压、维持神经和肌肉兴奋性、保持体液的酸碱平衡等方面都起着重要的作用。我们每人每天非显性出汗量约600毫升,而显性出汗量与所处温度及活动量有关。另外,每人每天排出尿量达1.5升以上,汗和尿中都含钠,如果汗多、尿多,又不能足量补钠,就会因缺钠而出现眩晕、乏力,严重的还会出现抽搐。因此人体在大量出汗、严重呕吐和腹泻时应适量补充盐分。同时,食盐也是合成胃酸的基本原料,胃酸能促进食物的消化吸收,杀灭入侵的细菌。所以应根据各人的具体情况决定其每天摄入量。

细节提示

◎ "少盐益寿"的说法,是有一定科学道理的。

◎ 盐的摄入量应适当,太多、太少均不利健康。

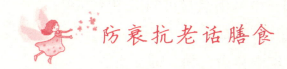

防衰抗老话膳食

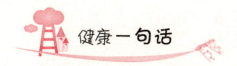

合理的膳食可以防衰老。

人的衰老，实际上是细胞的衰老。延缓衰老，就是要提高细胞的抗衰老能力。衰老就是被氧化。细胞外层有一层由脂肪组成的细胞膜，很容易被氧化。当细胞膜被氧化后，通透性就会变得很差，导致里面的毒素出不来，外面的营养进不去。于是，细胞慢慢衰老，各种疾病随之而来。

因此，人体抗衰老，要从延缓细胞衰老开始。氧气虽然提供了生命保障，但同时又是扼杀生命的"凶手"。机体燃烧氧气使生命得以延续，但同时会释放自由基。自由基攻击细胞，使脂肪被氧化，令蛋白质"生锈"，更为严重的是，它会刺穿细胞膜，破坏基因密码，使细胞丧失自救能力而死亡，从而导致人体衰老。

机体中的抗氧化酶和其他抗氧化物质能降低自由基的杀伤力，阻止自由基的生成。然而这要求我们的机体必须要有正常的酸碱度，还要有足够的抗氧化物质，如 SOD 酶、维生素 C、维生素E、β胡萝卜素、生物类黄酮等。这些营养物质不是"吃得好"就能得到的,必须合理调整饮食结构,通过外源补充抗衰老物质。防老抗衰的食物可归纳为五大类:

第一类:日常食品类。

第二类:增强体力、精力的食品。

第三类:防便秘食品。

第四类:防迟钝食品。

第五类:美容食品。

细节提示

◎ 我们不能左右大环境,只能改变自己的生活方式和饮食习惯,从"吃"开始,保证细胞的健康。

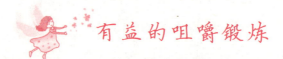

有益的咀嚼锻炼

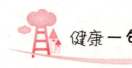

健康一句话

充分咀嚼适量粗纤维可以延缓衰老。

咀嚼锻炼就是要充分练习咀嚼肌,吃一些硬而粗糙的、含纤维成分多的食物。进食时要充分咀嚼,不要囫囵吞枣,这样可锻炼咀嚼肌,锻炼颌骨和牙槽骨,增强牙齿支持组织的健康。

咀嚼的积极作用表现在以下几个方面:

1. 护胃。咀嚼可以使唾液分泌量增加，唾液里的蛋白质进入胃里以后，在胃里发生反应，生成一种蛋白膜，对胃起到保护作用。

2. 杀菌。咀嚼产生的唾液中所含的溶菌酶，有解毒杀菌作用。

3. 清洁口腔。咀嚼产生的唾液能清除口腔中的食物残渣，中和口腔中细菌所产生的酸，防止细菌生长繁殖，护牙防龋。

4. 抗衰老。唾液中含有分泌型免疫球蛋白A，具有抗菌免疫作用。它还能增加腮腺激素的分泌与吸收，起到抗衰老的作用。

5. 保护心脏。咀嚼时心情舒畅，心脏跳动有节奏，情绪稳定，有益于心脏健康。而进食过快，则易引起心律失常。

6. 锻炼肌肉。咀嚼可使面部肌肉得到充分锻炼，使面部饱满有光泽，还可增强面部肌肉的力量，有利于口腔、牙齿功能的锻炼。

7. 控制体重。细嚼慢咽能较好地调整食量，使之与体内需求相适应，有利于控制体重和减肥。

8. 保护食管。食物嚼得细，通过食管时会比较顺畅，对保护食管有益。

9. 预防疾病。细嚼慢咽能促进体内胰岛素和消化液的分泌，有助于消化，并调节体内糖的代谢，可以预防糖尿病等疾病。

10. 益于吸收。食物嚼得越细，越有益于营养的吸收。

11. 享受美味。慢慢咀嚼有益于品味和享受美食。

12. 抗癌。唾液中含有过氧化物酶，可使致癌物质转化为无害物质，因而起到防癌抗癌的作用。

细节提示

◎ "狼吞虎咽"的饮食方式十分不科学，久而久之可能会对健康不利，所以我们提倡细嚼慢咽。

◎ 习惯单侧咀嚼的人，往往一侧颌面部膨隆肥大，影响美观。并且咀嚼一侧的牙齿很干净，牙周组织也很健康，而另一侧的牙齿则易堆积牙结石，牙根甚至牙周组织也易发炎。

◎ 如果进食过快，当大脑发出停止进食的信号时，往往已经吃了过多的食物，造成营养过剩，引起肥胖。

◎ 粗嚼快咽易咬伤舌头、口腔内壁，有损口腔、牙齿和牙床，甚至引起口腔溃疡。

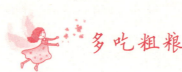

多吃粗粮保健康

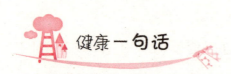

健康一句话

适当多吃粗粮，更有利于健康。

习惯上，人们把日常吃的大米、白面等称为细粮，把玉米（面）、小米、高粱、豆类和薯类等称为粗粮。现在人们主食多以大米、白面为主，粗粮已很少上日常餐桌，偶尔食用也只是为了换换口味，吃口新鲜罢了。人们在饮食方面对食物的要求是重口感和色泽，往往忽视其营养结构是否合理。因此脚气病、癞皮病、维生素B缺乏症等营养缺乏症容易发生。

合理的膳食应该是粗细搭配，使粗粮和细粮做到相互取长补短，更有利于人体的健康。

精细主食大多是含糖类、脂肪、蛋白质较高的食品，而这些精细食品中却较少含有维生素、矿物质、纤维素等。

如果长期食用高脂肪、高蛋白、高糖类的精细食品，不吃粗粮，膳食纤维必然摄入很少，食后往往不容易产生饱腹感，容易造成过量进食而发生肥胖。这样，血管硬化、高血压的发病率就会增高。

玉米、高粱、小米、红豆等一些粗粮中，含有较多的维生素、矿物质、纤维素等物质，经常食用，会对大肠产生机械性刺激，从而促进肠蠕动，使大便顺畅排下，可预防便秘。这对于预防肠癌和由于血脂过高而导致的心脑血管疾病都有好处。

然而，如果长期大量进食高纤维食物，对人体也不利。因为膳食纤维在阻碍吸收有害物质的同时，也会影响人体对食物中的蛋白质、矿物质和某些微量元素的吸收，导致人体对蛋白质吸收受阻，脂肪摄入量不足，微量元素缺乏，骨骼、血液、心脏等脏器功能受损，降低人体免疫抗病的能力。因此，我们要搭配好粗粮与细粮。

细节提示

◎ 人们不宜长期吃精食细粮，应经常吃点玉米面、绿豆、标准粉等，做到粗、细粮搭配食用，才更有利于营养和健康。

◎ 吃粗粮时，可以合理搭配些细粮，吃起来才更美味、更健康。

◎ 一个健康的成年人，每天的膳食纤维摄入量以10~30克为宜，不宜过多。

◎ 除了粗粮以外，蔬菜中膳食纤维含量较多的是韭菜、芹菜、茭白、南瓜、苦瓜、空心菜等，也可适量食用，以补充人体对粗粮中膳食纤维的摄取不足。

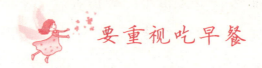

要重视吃早餐

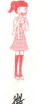

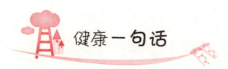

健康一句话

健康每一天，从早餐开始。

早餐是决不能省略的，这是因为：

1. 早餐影响全天体内血糖水平。人体的能量主要来自血糖，其次是脂肪和蛋白质。只有血液中有适量的糖，身体的每个细胞才能随时获得所需的能量。脑细胞对血糖的波动最为敏感，因为脑细胞所需能量只能从血糖获得。而不吃早餐或早餐吃得很少的人，在食物消化完毕、血糖减少后，大脑思维就会变得迟钝而混乱。学生在低血糖的情况下，学习效率会显著降低，司机在低血糖情况下开车也存在较大危险。

2. 早餐损失的营养不能得到补充。因为早餐提供全天营养摄入量的1/3，如果早餐营养不足，长期下去，会出现营养缺乏症、缺铁性贫血。

有些人早餐只吃鸡蛋，这样是不利于身体健康的。专家研究发现，早餐应提供全天身体所需热量的1/3，而两个鸡蛋所提供的热量只占应摄入量的18%～22%；再者，早晨起床后，身体需要补充水分，如果不补充水分只吃鸡蛋，会使身体更加缺水，随之而来的就是尿液浓度增高，不利于废物及有毒物质排出体外。久而久之，无疑会对身体造成损害。

理想的早餐应有足够的蛋白质、脂肪和一定量的淀粉类食物。牛奶加蜂蜜是早餐常备的食品，如果将蜂蜜与牛奶搭配起来食用，会起到较佳的互补效果。一方面，益于吸收。蜂蜜含有大量单糖，有较高的热能，可直接被人体吸收。另一方面，营养全面。牛奶尽管营养价值较高，但热能低，单独饮用无法维持人体正常的生命活动。如果用牛奶加蜂蜜，再加其他食物，人体不仅能够吸收到足够的热能，所吸收的维生素、氨基酸、矿物质等营养物质也更加全面，可以使人一整天都保持精力充沛的状态。

细节提示

◎ 早餐是一日三餐中最重要的一餐，也是启动大脑的"开关"，应加以重视。

◎ 牛奶虽好，但不适合过敏体质（对牛奶过敏）者。

◎ 早餐可吃些含水分多的食品，如牛奶、豆浆等。

◎ 早餐应该吃热食，以保护"胃气"。

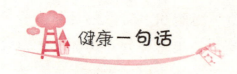

晚餐早吃，少患结石

健康一句话

晚餐不当，"引石上身"。

晚餐早吃是医学专家向人们推荐的保健良策。有关研究表明，晚餐早吃可大大降低尿路结石的发病率。

人的排钙高峰期常在进餐后 4~5 小时，若晚餐过晚，当排钙高峰期到来时，人已上床入睡，尿液便潴留在输尿管、膀胱、尿道等尿路中，不能及时排出体外，致使尿中钙不断增加，容易沉积下来形成小晶体，久而久之，逐渐扩大形成结石。所以，傍晚 6 点左右进餐较合适，尽量不要超过晚上 8 点。

晚餐应选择含纤维和糖类多的食物，最好能有两种以上的蔬菜搭配食用，尽量不要吃甜点、油炸食物等，不要过量饮酒，需要特别注意的是不要食用含钙高的食物，否则可能会引发尿路结石。

细节提示

◎ 晚上 8 点之后最好不要再吃任何东西，但可以适当饮水。

◎ 晚餐后 2 个小时内不要就寝，这样可使晚上吃的食物能得到充分消化。

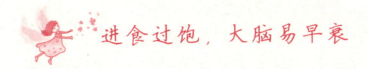

进食过饱，大脑易早衰

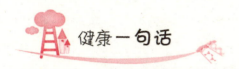

长期饱食，大脑易早衰，还容易导致"富贵病"。

"要想肠胃好，常吃八分饱。"进食过饱，大脑中成纤维细胞生长因子比进食前约增加许多倍。这种物质在人体的调节作用下，通常会很快从较高的状态恢复到正常水平。如果经常饱食，会对身体产生不利影响：

1. 长期饱食，成纤维细胞生长因子会在大脑中聚积，使脑动脉发生硬化，引发老年痴呆等疾病。

2. 经常饱食，不仅会使消化系统长期负荷过度，导致内脏器官过早衰老、免疫功能下降，而且过剩的热量还会引起体内脂肪沉积，引发"富贵病"。

控制进食量、限制热量的摄入，一方面使活性氧生成减少，另一方面可以保持人体内抗氧化酶的活力及维持抗氧化酶的正常水平，从而使活性氧能得到及时清除，达到抗衰老的目的。

长期进食过饱，还会出现嗜睡、反应迟钝、注意力分散、健忘等症状。

细节提示

◎ 饮食要节制，方合乎养生之道。

◎ 各种营养要均衡。中国营养学会建议，每天摄入油 25～30 克，盐小于 6 克，奶及奶制品 300 克，大豆及坚果类 25～35 克，畜禽肉类 40～75 克，水产品 40～75 克，蛋类 40～50 克，蔬菜类 300～500 克，水果类 200～350 克，谷薯类 250～400 克，水 1 500～1 700 毫升。

◎ 吃东西时，细嚼慢咽。

◎ 不吃生冷、被污染或腐败的食物。

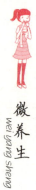

第三章

饮食新主张

——微养生之饮食营养篇

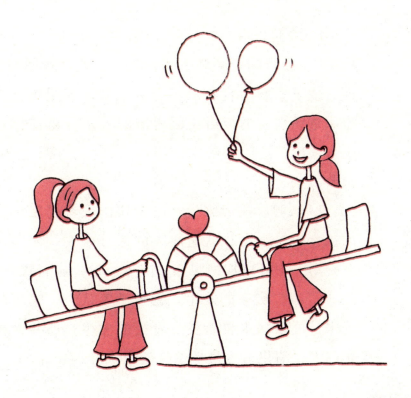

养成饭前喝汤的习惯

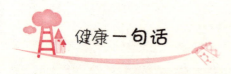

健康一句话

饭前喝汤,减肥又润肠。

民间流传"饭前喝汤,胜似药方""饭前几口汤,老来不受伤"的说法,这的确有一定的科学道理。饭前喝汤有以下几个好处:

1. 滋润肠道。吃饭前先喝几口汤,等于给消化道加点"润滑剂",使食物能顺利下咽,防止干硬食物刺激消化道黏膜,从而有益于胃肠对食物的消化和吸收。如果饭前不喝汤,吃饭时也不进汤水,则饭后会因胃液的大量分泌使体液丧失过多而产生口渴感,这时才喝水,反而会冲淡胃酸,影响食物的消化和吸收。

2. 减肥。一般来说,吃饭快的人容易发胖。这是因为大脑的摄食中枢接收"已吃饱"的信号需要一定时间。如果饭前喝一碗汤,则可增加饱腹感,减少饭量,从而防止发胖。

3. 减少疾病的发生。营养学家认为,吃饭前或吃饭时喝点汤水,可以减少食管炎、胃炎的发生。那些常喝汤、豆浆和牛奶的人,消化道也最易保持健康状态。

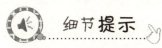

细节提示

◎ 一顿饭汤不可太多，一小碗即可。

◎ 早餐可适当多喝些汤，这是因为一夜睡眠后，人体水分损失较多，需要补充水分。

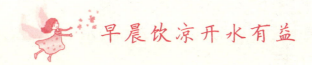

早晨饮凉开水有益

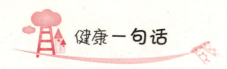

健康一句话

喝水也要讲科学。

经过一夜的睡眠，人体胃和小肠中的食物、废渣等都该排尽了，此时适当喝水，有助于在新的一天中人体对食物进行消化吸收。而且清晨饮水还能促进排便，含有足够水分的粪便，更柔软、易于排出。所以坚持清晨饮水，每天使肠胃得到冲洗清理，粪便就不会瘀积干结，从而预防便秘。

清晨饮水最好饮凉开水。因为凉开水的轻微刺激可促进胃肠的收缩，而且能减少代谢废物、脂肪等被再次溶解吸收。当然，如果身体不适应，也可饮用温开水。早晨喝凉开水对身体有益，主要体现在：

1. 早晨饮用凉开水，具有润喉、醒脑、防止口臭和便秘等作用。

2. 早晨空腹饮下新鲜凉开水后，水在胃中停留时间很短，可迅速进入肠道，被肠黏膜吸收而进入血液循环，将血液稀释，从而对体内各器官组织产生一种"内洗涤"作用。

3. 早晨喝凉开水，能增强肝脏解毒能力和肾脏的排泄能力，促进人体新陈代谢，增强免疫功能。

细节提示

◎ 早晨不宜饮用热开水，因为热开水不能畅饮，无法起到冲洗胃肠的作用。

◎ 早晨最好喝20℃左右的凉开水，并且不宜饮用放置太久的开水。

◎ 早上起来最好不要喝果汁、汽水等饮料，它们一般都含柠檬酸，在代谢中会加速钙的排泄，降低血液中钙的含量，长期饮用会导致缺钙。

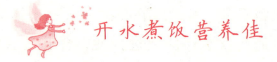

开水煮饭营养佳

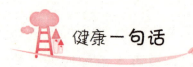

健康一句话

开水煮米饭，维生素流失少。

我们平时所用的自来水都是经过加氯消毒的，若直接用这种水煮饭，水中的氯会大量破坏米中的维生素B_1，造成营养损失。如果先烧开水，再将米倒入，水中的氯气已基本蒸发完，就会减少对维生素 B_1 的破坏。这样煮出的米饭色、香、味、营养更佳。原因是：

谷类食物中含有丰富的 B 族维生素，如维生素 B_1、维生素 B_2、烟酸等，这是人体从膳食中摄取维生素 B 的重要来源。但 B 族维生素对高温的耐受力比较差，冷水反复淘洗，又经高温长时间蒸煮，容易使 B 族维生素大受损失。

细节提示

◎ 大米中含有大量淀粉，这些淀粉颗粒不溶于冷水，开水煮饭则让大米一开始就处于较高温度的热水中，有利于淀粉的膨胀、破裂，使它更快变成糊状，更容易被人体消化吸收。

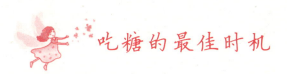

吃糖的最佳时机

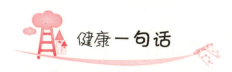

健康一句话

适当吃些糖可补充体能、消除疲劳。

许多人喜爱吃糖，吃糖可以给人以甜美的感觉，还可以刺激口腔分泌大量唾液，提高血糖含量，给人体带来能量，使人精神振奋。

吃糖的最佳时机是什么时候呢？

1. 上午 10 点和下午 4 点。接近上午 10 点和下午 4 点这两个时间点时，早晨和中午摄入的食物能量被大量消耗，人的体力相应会降低，可能会出现头昏、疲惫、反应迟钝，这时吃些甜食可以迅速补充体能，起到消除疲劳、调整心情、减轻压力的效果。

2. 洗澡之前。因为人在洗澡过程中，会大量出汗和消耗体力，需要补充水和能量，这时吃糖可防虚脱。

3. 运动之前。运动要消耗热能，糖比其他食物更能迅速地提供热量。

4. 疲劳饥饿时。糖能比其他食物更快地被人体吸收，快速提高血糖水平。

5. 患胃肠道疾病、呕吐、腹泻时。这时，病人消化功能不佳、脱水、营养不足，若吃一些糖或饮用一些加了盐的糖水，相当于口服补液。

6. 头晕、恶心时。这时，吃些糖可以升高血糖、稳定情绪，有利于身体恢复正常。

细节提示

◎ 糖类要"适可而止"，不可过多食用。

◎ 糖尿病病人一定要遵循医生的嘱咐，不能随便吃含糖食品。

健康吃火锅的6个常识

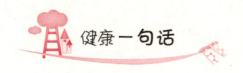

健康一句话

"健康"吃火锅,才不上火。

寒冷的冬天里,人们喜欢围坐在火锅周围,一起吃着火锅,品着美酒,热热闹闹,暖暖和和,会感到无限惬意。但有的人在吃火锅后2~3天,会出现诸如咽喉、牙龈肿痛,口腔溃疡或出血,口唇疱疹,腹胀痛、腹泻、呕吐,甚至消化道出血等症状,此即所谓的"火锅综合征"。因此,吃火锅也要讲究方法。以下是健康吃火锅的6个常识,一定要掌握哟!

1. 多吃些蔬菜。蔬菜不仅能消除油腻,还能去火。

2. 适量吃些豆腐。豆腐含有多种微量元素,还可清热泻火、除烦止渴。

3. 加些白莲子。白莲子富含多种营养素,莲子心还有清心泻火的作用。

4. 放点生姜。不去皮的生姜,有散火除热的作用。

5. 调味料要清淡。使用较清淡的佐料,减少"热气"。

6. 不要太烫。火锅虽是"热菜",但亦应将食物从汤中夹出后稍放凉一些再吃，否则，过烫的食物会把口腔和食管的黏膜烫伤，易增加口腔和食管发生溃疡的可能性。

 细节提示

◎ 火锅中放入的蔬菜不要久煮，这样才有去火的作用。

◎ 羊肉肉香味美，营养丰富，但吃羊肉后马上喝茶却会对身体有害。

◎ 吃火锅时应将食物烫透煮熟食用。

◎ 不要食用在金属锅具里过夜的菜。

◎ 吃火锅时不要喝火锅汤。

◎ 以木炭为火锅燃料时，要保证室内空气流通，否则易导致一氧化碳中毒，症状为头晕、头痛、软弱无力、心悸、胸闷、恶心、气短，严重时会出现昏迷、便溺失禁、血压下降。

◎ 铜制火锅锅具在使用前要反复清洗，务必将铜锈除尽，否则，易引起铜锈中毒。铜锈中毒的症状主要表现为恶心、呕吐、头晕、呼吸急促。如发生铜锈中毒，须迅速至医院治疗。

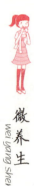

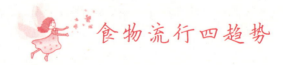

食物流行四趋势

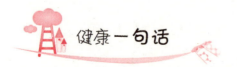

健康一句话

食物流行新趋势：素、野、粗、杂。

随着科学的快速发展，人们认识水平的提高，以及观念的不断更新，吃的食物也发生变化。现今的人，不仅要吃得营养，还要吃得科学，吃得健康，吃出时尚。"素""野""粗""杂"已经成为当前食品四大趋势：

1. 素。素食对于现代人，最重要的莫过于它在健康、美容方面的作用。

2. 野。当前，一些营养学家提出"饮食回归自然"的观点，提倡人们选择新鲜、无污染的野菜、野果食用。野生的果蔬含有丰富的维生素和膳食纤维，营养成分的含量可能高于常见的栽培蔬菜，有的还具有食疗作用。

3. 粗。粗粮营养成分多，对人体有益，研究证明，玉米、小米、甘薯、荞麦、高粱等粗粮所含有的蛋白质、脂肪、维生素等均高于大米、白面，而且有保健作用。

4. 杂。所谓吃"杂"，就是讲究营养平衡、合理配膳。什么都吃，即杂食，可以使食物营养互补，从而获得全面均衡的营养成分，对人体健康大有益处。

细节提示

◎ 如今，以土豆为主的蔬菜和纤维素丰富的食物成了"新宠"。

◎ 野菜可做成各种风味的菜肴，其味道不同于普通蔬菜。

◎ 野果的营养成分很丰富，如桑葚中的某些维生素含量比常见的水果高几十倍甚至几百倍。

◎ 吃"杂"不是想吃什么就吃什么、爱吃什么就吃什么、随意偏食，而是什么都吃。

第四章

把好食物进"口"关

——微养生之饮食卫生篇

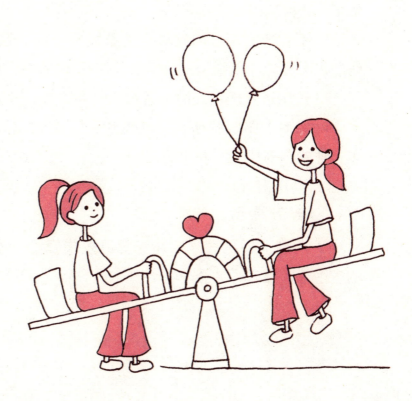

清洁厨具放置要领

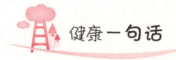

健康一句话

餐具正确摆放，防细菌侵袭。

碗碟、筷筒、刀架的正确摆放方法：

1. 设置一个碗碟架，清洗完毕，把碟子竖放，把碗倒扣在架子上，使碗碟很快风干。

2. 不宜把刚洗过的碗碟朝上叠放在一起。这样两个碗碟之间的积水容易滋生细菌。洗碗后用干抹布把碗擦干。

3. 选用透气性良好的不锈钢筷筒和刀架，并置于通风处。

4. 在墙上安装挂钩，把清洗后的切菜板、锅、铲、勺、抹布、洗碗布等挂上，利于晾干。

细节提示

◎ 用剩米汤和淘米水清洗餐具效果好。二者属于"天然"的去污剂，且去污力强。

不同材质的餐具使用禁忌

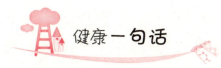

健康一句话

选择不同材质的餐具需要谨慎。

1. 竹木餐具：易于被微生物污染，使用时应刷洗干净。
2. 纸制餐具：不宜盛放刚出锅的食物。
3. 玻璃餐具：有时会发霉，可用肥皂等碱性物质去掉霉点。且不耐高温，要避免蒸煮或盛放过热食物。
4. 塑料餐具：有些不合格产品含有氯乙烯，遇高温或盛装酸、碱性食物会分解释放出致癌物，长期使用会诱发癌症。
5. 铝制餐具：不宜用烧碱等清洗铝制餐具。不宜用铝制餐具来久存饭菜和长期盛放含盐食物，不宜用铝锅制作番茄等酸性食品。不宜用铝锅在高温下长时间加工食品。
6. 铁制餐具：不宜使用生锈的铁制餐具，还要注意油类不宜长期放在铁制器皿内。铁锅煮藕会发生化学反应，使藕变黑，人吃了不仅起不到清热止渴的作用，反而会引起胃部不适。
7. 铜制餐具：生锈会产生"铜绿"，可使人恶心、呕吐，甚至中毒。
8. 陶瓷餐具：大凡带有艳丽的黄色、红色、蓝色等颜色的陶瓷餐具，颜色中都含有一定比例的铅。烧制不合格的陶瓷餐具在接触到咖啡、啤酒、果汁、牛奶、菜汤等酸性食物时，颜料中的铅便会一点点溶蚀出来，摄入过多的铅会损害人体健康。

细节提示

◎ 为了防止铝制餐具对身体健康的危害，铝锅只能用于盛水、蒸食品或储存干食品，煮饭、煮粥可用高压合金铝锅或不锈钢锅。

◎ 涂有油漆的竹木餐具对人体有害。

◎ 购买陶瓷餐具时，应挑选那些洁白无色或色彩简明且表面透明光滑的。这些餐具含铅量少，又经过高温烧制，使用较安全。

◎ 使用陶瓷锅具时，不要把锅底烧红，以免炸裂。

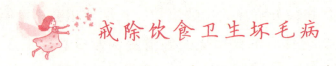

戒除饮食卫生坏毛病

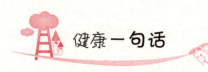

健康一句话

戒除饮食卫生的坏毛病，从日常饮食细节做起。

以下饮食卫生习惯都是不好的：

1. 挖掉水果腐烂部分再吃。水果只要烂了一块，整个都不宜吃，因为其余部分已经沾染细菌。

2. 用白纸或报纸包食物。用白纸包食物，食物会被污染。用报纸包食品的方法更不可取，报纸上的油墨对人体健康不利。

3. 用抹布擦桌子。用抹布擦桌子前，应先把抹布洗干净，而且每隔三四天，要将抹布煮沸消毒。

4. 用卫生纸擦碗筷。用卫生纸擦拭碗筷，不但不能将物品擦拭干净，反而会带来更多细菌。

5. 用干毛巾擦拭洁净餐具、瓜果。干毛巾常带有许多病菌，用干毛巾擦拭洗干净的餐具和瓜果，实际上是很不卫生的。

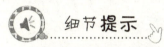
细节提示

◎ 吃东西之前认真用肥皂洗净双手，才能防止"病从口入"。

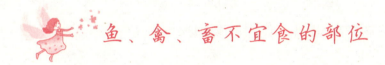
鱼、禽、畜不宜食的部位

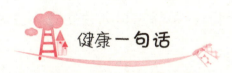
健康一句话

动物类"生理性有害器官"不宜食用。

鱼、禽、畜类的"生理性有害器官"中暗藏诸多病菌及有害物质，不宜误食。

1. 鱼"黑衣"。大多数鱼体腹内两侧的黑膜，是鱼体内最腥臭、泥味较浓烈的部位，误食会引起恶心、呕吐、腹痛等症状。

2. 虾"直肠"。在剪开虾头部，挤出其中残留物的同时，还要注意去掉直肠。

3. 畜"三腺"。猪、牛、羊等的甲状腺、肾上腺、病变淋巴不宜食用。如猪、牛、羊血脖等均不宜食用。鸡脖、鸭脖不宜多吃。

4. 禽"尖翅"。鸡、鸭、鹅等禽类的"尖翅"（指屁股上端长尾毛的部位），不宜食用。这些地方是淋巴结集中的地方，淋巴结中的巨噬细胞可吞噬病菌、病毒和致癌物质，但不能分解，会沉积在臀尖内。臀尖是个藏污纳垢的地方，所以不能吃。

5. 鸡头、鸡冠。鸡在啄食中会吃进有害的重金属物质，而这些重金属会随着时间的推移沉积在鸡头内，人吃了后很可能会引起中毒。

6. 羊"悬筋"。羊"悬筋"一般为串珠状、圆形，是羊蹄内发生病变的组织，食用时必须摘除。

细节提示

◎ 兔"臭腺"味极腥臭，食用时若不除去，则会使兔肉食之难以下咽。

◎ 鸡脖、鸭脖是血管和淋巴结相对集中的地方，尽量不要吃。如果想吃，应去皮，因为淋巴等一些排毒腺体都集中在颈部的皮下脂肪内。

第五章

察言观色，疾病早知道

——微养生之疾病预警篇

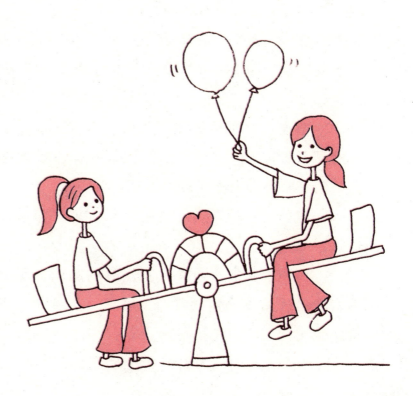

肺癌的早期信号

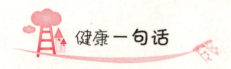

健康一句话

肺癌有咳嗽、咯血、发热、声音嘶哑等早期症状。

肺癌系发生于支气管黏膜上皮的恶性肿瘤，亦称原发性支气管癌，为目前最常见的恶性肿瘤之一。有以下发病迹象的人群，应高度警惕是否有早期肺癌：

1. 咳嗽。肺癌高发年龄为45～65岁，病人如果咳嗽经治疗无效或持续时间较长时，应及早就诊，有伴咯血症状者更应注意。

2. 咯血。这在早期肺癌病例中有特殊性，咯血常出现在病程的早中期，质鲜红或与泡沫混为一体。出现这种现象的原因是肿瘤表面血管丰富，破裂后易出血。

3. 发热。这种发热一般在38℃左右，早期经抗感染治疗易退热。

4. 胸闷、胸痛。通常有不定时的胸闷、压迫感或钝痛。周围型肺癌病人以胸痛、背痛、肩痛、上肢痛、肋间神经痛等为首发症状。

5. 气急。有的病人因大支气管受阻而出现气急、胸闷。

6. 声音嘶哑。这是肺癌最重要的一个早期特征。

细节提示

◎ 肺癌的早期症状如咳嗽、胸痛、咯血等，均缺乏特征性，而声音嘶哑则有一定的特异性。

◎ 如果肺癌发生在支气管，可在疾病的早期出现咳嗽、痰中带血、胸闷等症状。

◎ 如果肺癌发生在肺脏的周边，靠近胸膜，则会在较早期引起胸痛、胸闷等不适症状。

◎ 如果肺癌发生的部位是肺的实质部位，远离支气管和肺胸膜，往往在肿瘤出现转移或局部产生压迫时才会出现症状。

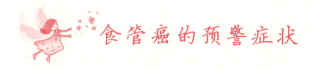

食管癌的预警症状

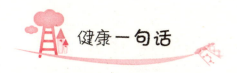

健康一句话

食管癌的早期症状是：咽喉、胸、食管有不适和疼痛的感觉。

食管癌是发病率很高的恶性肿瘤疾病，很多人对食管癌不了解，等被查出食管癌时往往已经到了中晚期。因此，我们一定要了解食管癌在发病之初的症状，如果出现以下症状要引起警惕。

1. 吞咽食物时有哽噎感。进食时会出现吞咽不适或吞咽不顺的感觉。

2. 食管内有异物感。感觉食管内有异物，吞咽不下。

3. 食物通过缓慢并有停留感。食物下咽困难并有停留的感觉。

4. 咽喉部有干燥感和紧迫感。下咽食物不顺，有轻微疼痛。

5. 胸骨后有闷胀不适感。能感到胸部不适的部位，难以描述不适的感觉。

6. 胸骨后疼痛。在胸骨后有轻微疼痛，且能感觉到疼痛部位。

7. 剑突（心口）下疼痛。自感剑突下为烧灼样刺痛，轻重不等。

◎ 食管癌的这些信号，可单独出现，也可并列出现。

◎ 进干食时剑突下疼痛较为明显，但并不是每次都会发生。

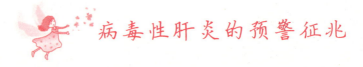

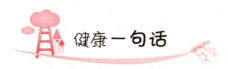

病毒性肝炎早期会在面、掌、周身有病变迹象。

病毒性肝炎是由肝炎病毒所致的疾病，具有传染性，主要累及肝脏，其早期征兆归纳起来有以下几条：

1. 发热。一般为低热，下午比上午明显。
2. 疲劳无力。两腿有沉重感，总想睡觉。
3. 食欲减退。勉强进食后，腹部饱胀感明显。
4. 上腹部疼痛。以夜间为主的明显绞痛。
5. 黄疸。巩膜、周身皮肤发黄，尿呈深黄。
6. 蜘蛛痣。面部、颈部、手背、前胸有蜘蛛痣。
7. 肝掌。病人手掌上出现红色斑点、斑块，指根部更为明显。
8. 肝臭。肝臭味是血腥味与苹果芳香味的混合。
9. 出血倾向。常为皮下、牙龈、鼻孔出血，大便带血。

细节提示

◎ 肝臭病人自己往往不能察觉体味异常，但与其接触者可以嗅到。

◎ 病毒性肝炎病程一般为 2～4 个月，大多数能顺利恢复，少数病程迁延转为慢性，极少数呈重症。

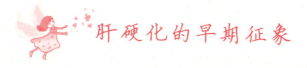

肝硬化的早期征象

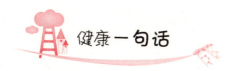

健康一句话

肝硬化的征兆有出血、腹泻、水肿等。

肝硬化是临床常见的慢性进行性肝病，由一种或多种病因长期或反复作用形成的弥漫性肝损害。肝硬化大多起病隐匿，病程较长，而且由于肝细胞有很强的代偿功能，故在硬化的早期甚至更长的时间里，没有明显的症状，而到失代偿以后症状才明朗化，早期主要症状有：

1. 慢性出血。表现为反复的鼻腔、牙龈、皮下出血。

2. 上消化道出血。表现为呕血和黑便。

3. 输液后腹水、水肿。输液过后发生腹水和水肿，并且食欲减退。

4. 慢性胆囊炎、胆结石。表现为右上腹不适、反复黄疸、消化不良、低热等。

5. 惯性腹泻。特别是在食用了脂肪性食物之后腹泻加重。

6. 雌激素增加出现的症状。常见的有面部局部发红，上身出现蜘蛛痣，皮肤黑色素沉着，男性阳痿，女性月经不调等。

上述几项症状同时出现时，应警惕是否为隐匿性肝硬化的信号，及时去医院做B超检查。

细节提示

◎ 当发现食欲减退、节律性上腹部疼痛、便血等症状，或通过仪器检查出有消化道溃疡的时候，一定要注意是否有肝硬化。

肝癌的报警信号

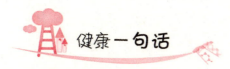

健康一句话

肝癌的早期症状为肝区、消化道不适或疼痛。

肝癌在我国比较常见，而且死亡率非常高，在恶性肿瘤死亡顺位中仅次于胃癌、食管癌，居第三位；在部分地区的农村中则占第二位，仅次于胃癌。因此，一定要了解肝癌的早期症状，警惕肝癌的发生。肝癌的早期症状除了有肝区疼痛不适外，还主要表现为：

1. 胸腹饱胀，食后饱胀加剧加重，胃区不适，或胃区隐痛。
2. 脐部隐痛，大便溏血，或大便次数增多。
3. 右上腹不适，有时进食油腻后加重。
4. 有黄疸时，小便发黄，甚至呈赤红色，眼白见黄。
5. 有腹水时，腹胀，尿少，尿短，大便次数增多。
6. 有消化道出血时，大便呈黑色柏油状，甚至呕血。
7. 有血糖降低时，出现阵发性多汗、昏迷。
8. 有肝昏迷时，出现狂躁、昏迷、抽搐等。

细节提示

◎ 有肝硬化史的患者,如症状突然加剧,应注意检查。

◎ 有肿瘤的家族史,尤其是有肝癌的近亲家族史者,易患肝癌。

◎ 肝癌早期的及时发现和对症治疗,是提高肝癌疗效的前提和关键。

一般性心脏病的预警先兆

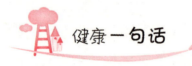健康一句话

心脏病的先兆主要表现为耳鸣、打鼾、肩痛等。

俗话讲:"无病早防,防患于未然;有病早治,亡羊补牢未为晚。"心脏病的预防与治疗关键是"早"。那么如何在早期发现心脏病呢?那就是"察言观色",注意观察这些先兆症状,做到早发现、早治疗。

1. 耳鸣。心脏病病人大都不同程度地出现耳鸣。

2. 打鼾。如果长期持续打鼾,就要留心心血管方面的疾病。

3. 肩痛。尤其发生在左肩、左手臂,呈阵发性酸痛,与气候无关。

4. 胸痛。多在劳动或者运动之后,发于胸骨后,常放射至

左肩、左臂。

5. 呼吸困难。心脏病病人胸闷、呼吸困难经常发生在夜间。

6. 水肿。心脏负荷过重会导致远端血管充血性水肿。

7. 频频脱发。研究发现，频频脱发可能与患心脏病有关。

细节提示

◎ 45 岁以上的中年人如果 1 周内频繁出现耳鸣，应及时去医院检查。

◎ 当你感觉难以深呼吸的时候，你也许会以为是你的肺出问题了，但这也可能是由于心脏虚弱而导致血液里氧过少而造成的。

◎ 如果第一天发现脖子有点痛，到了第二天脖子就不痛了，可到了第三天耳朵或者下巴又开始疼痛，这很可能是心脏动脉出了问题。

无痛性心肌梗死的早期症状

健康一句话

老年人发生心肌梗死时大多数无痛感。

无痛性心肌梗死是中老年人死亡的主要原因之一。无痛性心肌梗死的病人常有以下表现：

1. 突然腹痛、反复呕吐，虚弱、面色苍白、精神萎靡、脉搏微弱。

2. 突然面色苍白、出冷汗、口唇苍白或青紫，脉搏极微弱，呈濒死状态。

3. 突然出现心悸、胸闷、说不出话，脉搏极弱。

4. 突然出现气急、不能平睡，咳大量泡沫状痰或者粉红色痰。

5. 突然出现意识障碍、晕厥、抽搐、偏瘫等脑循环障碍症状。

6. 突然精神错乱、烦躁不安。

7. 突然心慌、心律失常，伴恶心、呕吐。

8. 在慢性支气管炎感染的基础上，突然胸闷、气短、憋气加重，与肺部体征不符合。

细节提示

◎ 无痛性心肌梗死很难防范，应注意经常检查。

◎ 凡40岁以上突然发生心力衰竭，或慢性心力衰竭在原来的基础上突然加重，而不能以其他原因解释者，要及时做心电图。

各类肾炎的预警先兆

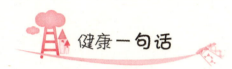

健康一句话

水肿、少尿是肾炎患者早期的普遍症状。

常见的肾炎有：急性肾小球肾炎、慢性肾小球肾炎、急性间质性肾炎、慢性间质性肾炎、乙型肝炎病毒相关性肾炎、特发性急性肾小管间质性肾炎。各类肾炎的早期症状有：

1. 面部水肿。水肿先自颌面开始，而后波及下肢，严重时睁眼、闭眼、控拳走路时均有眼睑、手掌和足部的肿胀感。

2. 少尿。个别患者甚至无尿。另有约1/3的患者会出现血尿，同时伴有恶心、乏力、食欲减退等症状。

3. 急性肾炎患者在发病前1～3周还常有如急性咽炎、扁桃体炎、牙龈脓肿、猩红热、水痘、麻疹、皮肤脓疮等症状。

4. 血压升高也是各类肾炎的通症之一。

细节提示

◎ 面部水肿很可能是肾炎所致。

◎ 肾炎患者应避免接触肾毒性药物或毒物。

◎ 肾炎患者应采取合理的饮食及健康的生活方式，如戒烟、适量运动和控制情绪等。

◎ 肾炎急性期应卧床休息，临床症状好转后再慢慢增加活动量。

糖尿病的预警信号

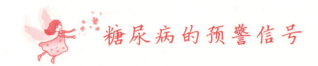

糖尿病具有遗传性，还有阳痿、口干等征兆。

糖尿病的典型症状是口渴多饮、小便频多、饥饿多食和消瘦，即所谓的"三多一少"。但许多糖尿病患者，特别是早期患者，"三多一少"的症状并不明显，此时就应注意一些可疑的信号，以便及早发现。

1. 全身皮肤干燥、奇痒，特别是女性外阴极其瘙痒。

2. 菱形舌炎，即舌的中央舌乳头萎缩，表现为局部无舌苔覆盖的菱形缺损。

3. 性功能障碍。女性表现为月经紊乱，性欲极低；男性表现为不同程度的阳痿，并呈进行性加重。

4. 易生疖子，创伤不易收口。

5. 周围性神经炎，表现为肩膀、手足麻木，身体有灼热感和蚁走感（有此症状者占糖尿病病人的45%左右）。

6. 眼部有视力下降、白内障、瞳孔变小或近视等病变。

7. 排尿困难。多由膀胱括约肌功能障碍所致，易并发尿路感染。

8. 分娩体重超过4.5千克的巨婴，并有不明原因的多次流产病史。

 细节提示

◎ 高龄者应定期做尿糖检查。

◎ 常发生低血糖的人易患糖尿病。

◎ 身体肥胖和患有高血压、动脉硬化、高脂血症、冠心病的人易患糖尿病。

◎ 患有白内障、青光眼等眼疾病人，需警惕糖尿病。

◎ 糖尿病病人并发肺结核的概率比正常人要高出3~5倍。

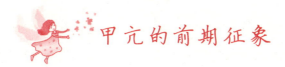

甲亢的前期征象

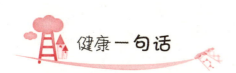

健康一句话

甲亢不容忽视，严重甲亢可导致不育。

甲状腺功能亢进症，简称甲亢，系甲状腺激素分泌过多所致的常见内分泌疾病。如发现以下几种征象，则很可能患有甲亢：

1. 食欲亢进而体重减轻，怕热，出汗，低热。

2. 情绪不稳，烦躁不安，心悸，气急，心动过速，阵发性心房纤维性颤动，收缩期血压增高，声音亢进，手抖。

3. 大便次数增多，月经紊乱，不育。

4. 甲状腺肿大并可在局部听到血管杂音。

5. 突眼，目光凝视。有些病人伴有眼球充血、怕光、流泪、水肿或眼肌麻痹。

 细节提示

◎ 多食海带等含碘食物有利于预防甲亢的发生。

◎ 甲亢患者在没有得到有效的治疗时不宜怀孕。

◎ 发现患有甲亢时，一定要积极治疗，以免造成更严重的后果。

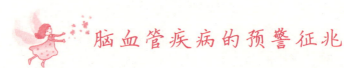

脑血管疾病的预警征兆

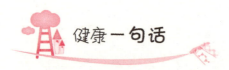

健康一句话

脑血管疾病多为突发，经常检查才能有效预防。

每种疾病都有一些前兆，这些前兆是疾病的警钟，一旦出现就要多加注意，及时去医院检查，及时治疗可以有效地防止疾病的加重。脑血管病的征兆有：

1. 突然感到眩晕，站立不稳，甚至晕倒在地。

2. 突然感到一侧肢体麻木无力，或一侧脸部、手、足、舌、唇麻木，嘴歪，上、下肢活动受限。

3. 突然讲话含糊不清，甚至不能讲话，但能听别人讲话。

4. 突然变得终日昏沉欲睡，无法自制，处于一种嗜睡状态。

5. 突然出现性格、思维、智力、行为的变态。

6. 突然出现短暂视物模糊、单眼失明，稍后视力恢复。

7. 突然头痛，或伴有恶心、呕吐、头昏、眼黑，甚至鼻出血、眼结膜出血、视网膜出血等。

以上1～6项可视为脑血管梗死的发生征兆，第7项可视为脑血管破裂出血的征兆。

 细节提示

◎ 脑血管疾病病人要限制每日摄入的总热量，控制体重在标准或接近标准体重范围内。

◎ 减少饱和脂肪酸和胆固醇摄入量，尽量少吃或不吃含饱和脂肪酸高的肥肉、动物油及动物内脏。

◎ 多吃富含膳食纤维的食物，尽量少吃蔗糖、蜂蜜、水果糖、糕点等。

◎ 定时定量用餐，少吃多餐。

◎ 常吃洋葱、大蒜、芦笋、胡萝卜、茄子等可预防心脑血管疾病。

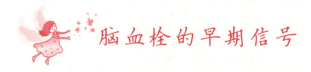

脑血栓的早期信号

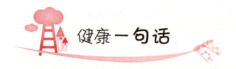

发病早期的检测对脑血栓病人极其重要。

在脑动脉粥样硬化和斑块形成的基础上，在血流缓慢、血压偏低的条件下，血液的有形成分附着在动脉的内膜形成血栓，称为脑血栓。以下6种异常表现为产生脑血栓的重要信号：

1. 因手足麻木或软弱无力，手中拿的东西忽然落地。
2. 突然出现短暂性的双目失明或视物模糊。
3. 忽然失语，或吐字不清，或说话困难，但却"心里明白"，意识清楚，而且会很快恢复正常。
4. 时常头晕，有时甚至突然晕倒在地，但又能迅速清醒过来。
5. 原因不明的智力减退，注意力不易集中，思考问题感到费力，工作效率降低。
6. 通过查眼底发现眼底小动脉硬化，或者通过脑血流图发现有供血不足的情况，则近期有可能发生脑血栓。

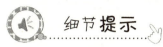
细节提示

◎ 出现脑血栓早期症状时千万不要疏忽大意，应慎重对待。但也不必惊慌，应立即请神经内科医生诊治。

◎ 脑血栓需要用扩张血管药物，促使血流畅通。

◎ 偏瘫为脑血栓的主要临床表现，多发生于50岁以后，男性患者略多于女性。

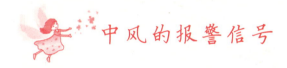

中风的报警信号

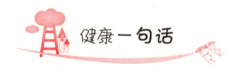

要警惕鼻出血、哈欠连连等可能引发中风的信号。

中风是老年人常见的一种危险性疾病，它给老年人的健康带来了极大的危害。中风前兆主要表现在以下7个方面：

1. 出现短暂性脑缺血发作，也称为小中风。主要表现为短时间的偏瘫或某一肢体瘫痪。这种症状往往在经过几分钟，最长不过24小时之后就自行消失，肢体功能完全恢复正常。在发生小中风3～5年之后，大约有半数以上的人可能患缺血性中风。

2. 一过性黑蒙。发作时病人突感眼前一片漆黑，持续时间很短。有时伴有恶心呕吐、眩晕或意识障碍。

3. 一过性视觉功能障碍。突然感到看东西模糊不清或眼前的景物有缺失而不完整,这种表现叫作"视野缺损",持续时间约1小时。

4. 哈欠不断。感觉有困意不断袭来,也是重要的中风预兆。

5. "剃须症"。这种症状多发生在病人剃须时。当病人手拿剃须刀,头转向一侧时突然感到手及手臂无力,剃须刀落地,有时还发生说话不清的情况,一般1~2分钟恢复正常。

6. 老年人血压波动剧烈或激增,头痛、头晕、耳鸣加重,精神紧张或神疲嗜睡。

7. 鼻出血。有50%的老年人发生鼻出血可能是中风的早期信号。

出现以上症状时,千万不可麻痹大意,一定要注意休息,积极诊断治疗,以免引起中风。

细节提示

◎ 高血压病人出现眩晕,很可能会发生中风。

◎ 中风发病前5~10天,多有频繁打哈欠的表现。

◎ 中风的发生是由于老年人的心血管功能逐渐减退,从卧位直接改变成站立位,易引起体位性低血压。正确的做法是:醒后静躺3分钟左右,然后从床上坐起;静坐3分钟左右,再从床上移到床下;站立3分钟左右,然后才能进行其他活动。

◎ 吸烟对人体多个系统有影响,如引起咳嗽、血管收缩等。饮酒能引起血压升高、心率加快。烟、酒对于中风患者无疑是雪上加霜。

◎ 老年人要养成晨起大便的习惯,建立良好的排便反射。由于老年人肠蠕动减缓,若无好的排便习惯,常易便秘。这样,大便时势必用力,使血压升高,易于诱发中风。

第六章

饮食是改善睡眠的天然良方
——微养生之营养助眠篇

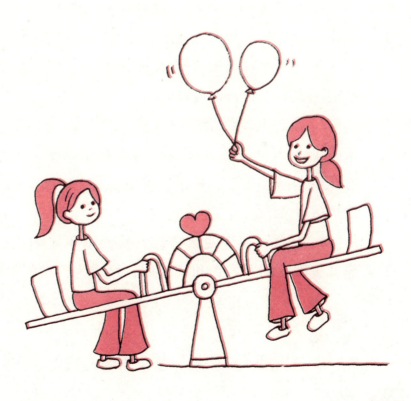

哪些食物有助于睡眠

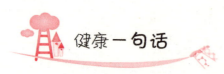

健康一句话

在晚餐时吃一些有助于睡眠的食物，有益于晚上顺利地进入梦乡。

哪些食物有助于睡眠呢？

1. 含色氨酸的食物：色氨酸是天然的安眠药，是大脑制造血清素的原料。血清素能让人放松、心情愉悦，减缓神经活动而引发睡意。色氨酸会借着高糖类、低蛋白质的饮食组合，顺利进入大脑中，帮助睡眠。

2. 富含B族维生素的食物：维生素B_2、维生素B_6、维生素B_{12}、叶酸及泛酸等，都被认为能帮助睡眠。富含这些维生素的有全麦制品、花生、核桃、绿叶蔬菜、牛奶、动物肝脏、猪肉、蛋类等。

3. 富含钙和镁的食物：钙质摄取不足的人，易出现肌肉酸痛及失眠的问题。钙和镁并用，可成为天然的放松剂和镇静剂。

细节提示

◎ 能够使人体放松、减少兴奋的食物，一般来说都有助于入眠。

◎ 牛奶中含有使人产生疲劳感觉的色氨酸，能使人安睡。

◎ 水果中的芳香气味有较强的镇静作用，把橙子、橘子或苹果等水果切开，放在枕边，闻其芳香气味，有助于安然入睡。

◎ 用小米加水煮成粥，其淀粉可以得到充分糊化，其他营养成分都呈水溶状态，生津和胃，易消化吸收，有利于睡眠。

◎ 如果因旅途劳累而睡不着，可将一汤匙食醋倒入一杯冷开水中，在临睡前喝下，不仅很容易入睡，而且会睡得很香。

早茶晚枣调节睡眠

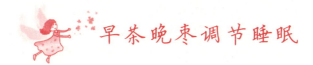

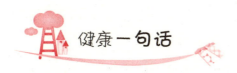

早茶可以提神，晚枣益于安眠。

茶叶中含有咖啡因，具有提神醒脑的功效，可使人白天精神振奋；酸枣仁有安神作用，有助于睡眠。

1. 用绿茶15克，开水冲泡，上午8点左右分两次饮用。

2. 晚上睡前取酸枣仁粉（酸枣仁炒后研成粉末）10克，一次冲服。坚持3～5天，可调整睡眠。

细节提示

◎ 茶叶具有兴奋作用，睡前饮茶可导致失眠，特别是神经衰弱的人更不易入睡。

◎ 茶中的鞣酸可导致大便秘结，便秘者饮用浓茶可使便秘程度加重。胃溃疡和十二指肠球部溃疡的病人，在溃疡病未愈时饮用浓茶，不利于溃疡的愈合。

◎ 茶叶中的鞣酸等物质可与食物中的蛋白质结合，影响食物的消化。饮浓茶还会妨碍人体对铁的吸收，容易引起贫血。有贫血倾向的人更应注意。

◎ 空腹饮茶可稀释胃液，降低消化功能，加上空腹状态时人体吸收率高，会使茶叶中某些成分大量被吸收入血，引发头晕、心慌、手脚无力、精神恍惚等症状。

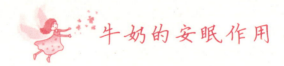牛奶的安眠作用

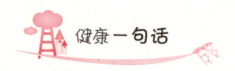健康一句话

睡前喝牛奶有助于睡眠。

牛奶中含有两种催眠物质：一种是色氨酸，能促进大脑神经细胞分泌出使人昏昏欲睡的神经递质——5-羟色胺；另一种是对生理功能具有调节作用的肽类，其中的"类鸦片肽"可以和中枢神经结合，发挥类似鸦片的麻醉、镇痛作用，让人感到全身舒适，有利于解除疲劳并安然入睡。对于因体虚而导致神经衰弱的人，牛奶的安眠作用尤为明显。

细节提示

◎ 在睡前喝一杯牛奶，不仅可以解除疲劳，安然入睡，还可以补充人体所需的营养。

◎ 牛奶富含蛋白质，蛋白质在加热时会变性，使牛奶营养价值降低。因此，牛奶煮开即可，不宜久煮。

◎ 牛奶煮开后不应立即放糖，应等到不烫手时再放。

◎ 牛奶不宜冰冻。牛奶冰冻后，其蛋白质、脂肪等营养素发生变化；解冻后，出现凝固沉淀及上浮脂肪团，使牛奶营养价值下降。

◎ 牛奶不宜放在保温瓶中。保温瓶中的温度，犹如细菌培养皿中的温度。牛奶若放在其中，细菌会大量繁殖，隔3～4小时，整个保温瓶中的牛奶就会变质。

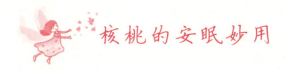

核桃的安眠妙用

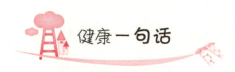

健康一句话

核桃也是一种有益于促进睡眠的食物。

核桃味甘性温，是一种良好的滋补营养食物。核桃中含有相当多的褪黑素，这是一种能调节人体睡眠节律的物质。白天，人脑会分泌少量这种物质，而到了晚上则会分泌得更多，

第六章 饮食是改善睡眠的天然良方

夜间褪黑素的增加是良好睡眠的重要保障。因此，睡前吃核桃可以改善睡眠质量。中医常用核桃来治疗神经衰弱、失眠、多梦等。

具体吃法是：核桃与黑芝麻按 1∶1 的比例捣成糊状，睡前服用 15 克；或将粳米、核桃、黑芝麻慢火煨成稀粥，睡前食用，对失眠都有非常明显的效果。

细节提示

◎ 核桃与黑芝麻都有益智的作用，是一种健脑食品，对人的神经系统有调节作用。

◎ 核桃含脂肪较多，如果睡前吃太多，反而会影响睡眠。

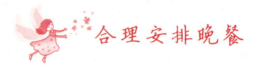

合理安排晚餐

健康一句话

晚餐什么时候吃，吃多少，也是影响睡眠的重要因素。

对于睡眠质量不好的人，合理地进食晚餐非常重要。为了拥有一个香甜的睡眠，晚餐进食应做到：

1. 不要吃得过饱。研究证明，如果一个人想在晚上 10 点睡觉，三餐的比例最好为 4∶4∶2，这样既能保证活动时能量的供给，又能在睡眠中让胃肠得到休息。总的来说，晚餐不宜过饱，这样对睡眠最有利。

2. 不要吃得过晚。晚饭最好安排在睡前4小时左右。吃饱就睡会让消化道内食物滞留，影响睡眠。

3. 不要进食容易"产气"的食物。许多食物容易在肠道内产生气体，使腹部胀满影响睡眠。"产气"食物包括豆类、洋葱、白萝卜、卷心菜、茄子、马铃薯、甘蓝、青椒、绿花椰菜、甘薯、香蕉、柚子、面包、芋头、玉米、柑橘类水果、添加甜味剂的饮料及甜点等。

4. 不要吃太丰盛、油腻的晚餐。晚间吃较多高脂肪、高热量的食物，会延长机体的消化时间，导致腹胀而无法正常入睡。

5. 晚餐持续时间不要过长。晚餐进食时间过长，会导致生物节律的紊乱，打破人体正常的作息规律，造成失眠。

细节提示

◎ 晚餐对一个人晚上的睡眠有着直接的影响。养成良好的饮食习惯，更有助于睡眠。

◎ 试图用酒精来改善睡眠的方法是不可取的。不少醉酒的人往往"烂醉如泥"，但酒精有先使人抑制、后使人兴奋的作用，醉酒后容易早醒，而早醒后就再难以入睡了。

多重功效的冰糖百合饮

健康一句话

冰糖百合饮不仅助人入睡，还有美容的功效。

百合入心经，性微寒，能清心除烦、宁心安神，很适合被失眠困扰的人食用。冰糖百合饮不但可以帮助睡眠质量差的人入睡，减少噩梦，而且还有美容养颜的作用。

具体做法是：新鲜百合1个，红枣数颗。将新鲜百合与红枣一起放在锅里煮熟，然后加入适量冰糖。待放凉后，睡前食用。

细节提示

◎ 百合偏凉性（但并不寒），胃寒的患者宜少用。

◎ 百合的好处虽然很多，但不宜过量食用。

安神益智的龙眼冰糖茶

健康一句话

龙眼冰糖茶有助于解除人的疲劳，有安神益智之功效。

龙眼冰糖茶有补益心脾、安神益智之功效，可治疗思虑过度、精神不振、失眠多梦、心悸健忘等症。

具体做法是：龙眼肉25克，冰糖10克。把龙眼肉洗净，同冰糖一起放入茶杯中，冲入沸水，加盖焖10分钟左右，即可饮用。每日1剂，随冲随饮，随饮随添开水，最后吃龙眼肉。

细节提示

◎ 龙眼冰糖茶补益心脾，平时也可以喝一些。如果不喜欢甜的，可以少加冰糖。

治疗失眠症五道汤

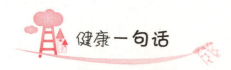

健康一句话

运用有安神、镇静功效的中药调理，即可自然又健康地"吃"出睡意。

下面介绍五道治疗失眠症的汤。

1. 酸枣仁汤：酸枣仁10克捣碎，水煎，每晚睡前服用。对于血虚所引起的心烦不眠或心悸不安有良效。

2. 三味安眠汤：酸枣仁10克，麦冬、远志各3克，以水500毫升，煎成50毫升，于睡前服用。具有宁心安神镇静的作用。

3. 安神汤：将生百合15克蒸熟，加入1个蛋黄，以200毫升水搅匀，加入少许冰糖，煮沸后再以50毫升的水搅匀，于睡前1小时饮用。经常饮用能安神助眠。

4. 百合绿豆乳：百合、绿豆各25克，冰糖少量，煮熟烂后服用。常饮能促进睡眠。

5. 桂圆莲子汤：桂圆、莲子各50克煮成汤，具有养心、宁神、健脾、补肾的功效。

细节提示

◎ 上述五道汤很容易操作，长期食用会有良好的效果。

第七章

赶走失眠的绿色疗法

——微养生之安睡有方篇

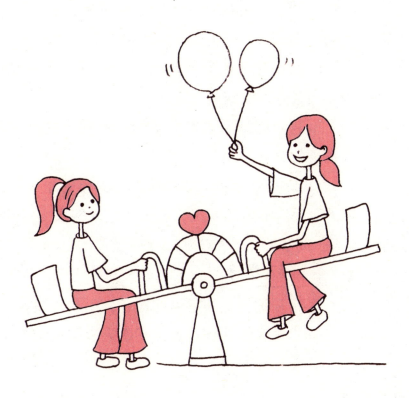

用裸睡改善失眠

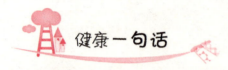

健康一句话

裸睡是一种健康科学的睡法,其更有利于改善失眠。

研究发现,裸睡对治疗紧张性疾病的疗效颇好,尤其是神经系统方面的紧张状态容易得到消除,使全身内脏和体表血液循环变得十分顺畅,有助于改善失眠症状,是一种科学的睡眠方式。

1. 裸睡时身体自由度大,肌肉能有效地得到放松,可缓解因日间紧张而引起的失眠。

2. 裸睡因没有衣服的隔绝,有利于皮脂排泄,使皮肤有一种通透的感觉。

3. 裸睡因没有衣服束缚,身体会更加放松,血流通畅,还能改善手脚冰凉的状况,有助于进入深层次睡眠。

细节提示

◎ 在裸睡时要注意盖好被子,不要着凉。

◎ 患有肩颈腰腿痛的人不妨尝试裸睡。

睡前应该排净大小便

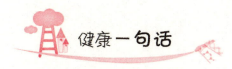

健康一句话

睡前应排净大小便，以减少夜里起来的次数，保证睡眠质量。

在夜间起床去厕所，往往会影响正常的睡眠。如果能在睡觉前先去解决一下大小便，在身体轻松的状态下进入梦乡，就会延长下次去厕所的时间。因为人处于熟睡状态时，新陈代谢会放慢，所以产生大小便的时间也会减慢，这样就能保证充足的睡眠时间。

细节提示

◎ 起夜不仅影响睡眠，而且还容易着凉感冒，应尽量避免。

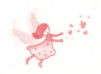

"温足冻脑"益于睡眠

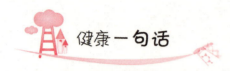

传统的睡眠养生认为"温足冻脑"是益于睡眠的。

"温足"的含义主要有三方面:一是在睡前用温而偏热的水浸足,促进血液下行,改善劳作一天导致的脑部充血状态,促进睡眠;二是用双手交替按摩足心,足心是足少阴肾经涌泉穴的所在,肾有主水的功能,通过按摩可引火归元,火入水中,水火既济,保证睡眠自然舒泰;三是入睡时双足不能着凉,否则不利于睡眠。

"冻脑"即不要捂着脑袋睡觉。因为捂着头睡觉不仅会因被窝内空气污浊而难以入睡,而且会引起气闷、头晕等症状。

细节提示

◎ 洗脚不仅是一种良好的卫生习惯,还可预防足癣等疾病,用热水洗脚可以起到等同于吃"补药"的作用。

◎ 每天睡前用热水洗脚,可以刺激末梢神经,调节自主神经和内分泌系统,促进血液循环为身体供应更多的养料和氧气,并及时排出积存的废物和二氧化碳,起到消除疲劳、改善睡眠的作用。

◎ 洗脚不可冬勤夏疏,应该天天坚持。

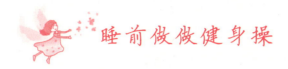
睡前做做健身操

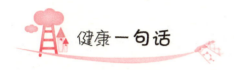
健康一句话

睡前做做健身操,能有效缓解失眠。

利用临睡前十几分钟的时间,做做下面的催眠按摩,可强健身体,轻松入睡。

1. 指甲摩头。食指、中指、无名指弯曲成45°,用指端往返按摩头部1~2分钟,可以加强脑部供血、强健脑细胞、促进入睡。

2. 拇指搓耳。两手大拇指侧面紧贴耳下端,自下而上、由前向后,用力搓摩双耳1~2分钟,可以疏通经脉、清热安神,并防止听力退化。

3. 双掌搓面。两手掌紧贴面部,用力缓缓搓面部所有部位1~2分钟,可以疏通面部经脉,防止皱纹产生,缓解精神疲劳。

4. 双掌搓肩。两手掌用力搓摩颈肩肌群,重点在颈后脊柱两侧,搓摩1~2分钟,可缓解疲劳,预防颈肩病变。

5. 推摩胸背。两手掌自上而下用力推摩前胸、后背、后腰,可以疏通脏腑经脉。

6. 交叉搓脚。右脚掌心搓摩左脚背所有部位，再用左脚掌心搓摩右脚背所有部位，然后用右脚跟搓摩左脚心，再用左脚跟搓摩右脚心，共2~3分钟。此法可消除双足疲劳。

7. 叠掌摩腹。两掌重叠紧贴腹部，以每秒1~2次的速度，持续环绕腹部按摩所有部位，重点在脐部及周围，共2~3分钟。此法可促进消化吸收、强健脾胃。

 细节提示

◎ 做操时应闭目，使心绪宁静，肢体充分放松。做完后，肢体轻松，则能够安然入睡。

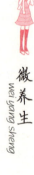

◎ 以上操作应紧贴皮肤，渗透力越强效果越好。时间共12~18分钟，年老体弱者可按摩12分钟左右，年轻体壮者可连续操作18分钟。

◎ 以上方法不仅可以提高睡眠质量，而且是一种比较全面的全身保健按摩，坚持下去，一定还会有其他意想不到的益处。

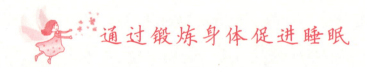

通过锻炼身体促进睡眠

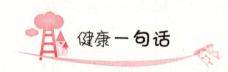

健康一句话

经常锻炼身体可以提高睡眠质量。

对于一些长时间坐着办公的人来说，身体方面的运动是必不可少的,只有坚持每天做运动才能解除疲劳。每天请保持至少20分钟的户外活动,以此让身体达到兴奋状态,这样晚间才会精神放松,感到有睡意,从而顺利地进入睡眠。尤其是晚饭1小时之后,若能进行散步或适量的运动锻炼,运动后更易让人产生睡意,有利于睡眠。

以往人们大都认为早晨是进行锻炼的最佳时间,然而研究发现,黄昏和睡前的锻炼对人体更为有益。根据人体生物钟节律,人在傍晚时,体力、肢体反应敏感度、运作的协调性和准确性以及适应能力都处于最佳状态,所以每天在此时进行半小时到1小时的散步锻炼,有益于睡眠,而且消除白日疲劳的速度也大大加快。

采取正确的动作和方法,锻炼才能取得保健效果。散步运动要求两臂自然下垂,并随着步伐轻曳摇动,收腹挺胸,要有朝气且轻松自如,保持体态平衡。通过上下肢运动带动腰、腹、项等部位运动。

细节提示

◎ 经常做一些适量的运动不仅可以促进睡眠,也有利于身体健康。

◎ 切忌进行一些过激的运动,因为激烈的运动会使人长时间处于兴奋状态,不利于进入睡眠。

◎ 散步无需爆发力、猛力,也无缺氧、屏息等动作,尤适宜老年人。

◎ 老年人散步宜采用每分钟70步左右的慢速或90步左右的中速,时间长短可根据自己具体的身体状况而定,但不要少于20分钟，这样才有效。

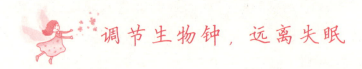

调节生物钟，远离失眠

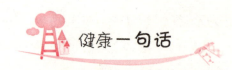

健康一句话

良好的作息时间规律是促进健康睡眠的保证。

生物钟是动、植物体内用来调适身体的内部机制的，是人类长时间规律生活所形成的结果。生物钟总是按照时间规律调整着人体的各个功能，使人体新陈代谢达到平衡。适当调节生物钟，对身心整体都有百利而无一害。

如果我们每天都能在同一时间起床和就寝，仔细估算出自己每天需要的睡眠时间，然后制定出详细的时间安排表，并按照这个时间表进行合理的作息，这样我们的身体就会与人体生物钟达成一致，使身体功能调整到最佳状态，从而收到良好的睡眠效果。

细节提示

◎ 生活不可以无规律，特别是颠倒"黑白"，更容易让人失眠、精神烦躁。

◎ 彻夜狂欢，偶尔放纵一天半夜还可以，如果一连几天都这样，在某种程度上生物钟已受到干扰。

第八章

切断疾病源，身体自然棒

——微养生之居家卫生篇

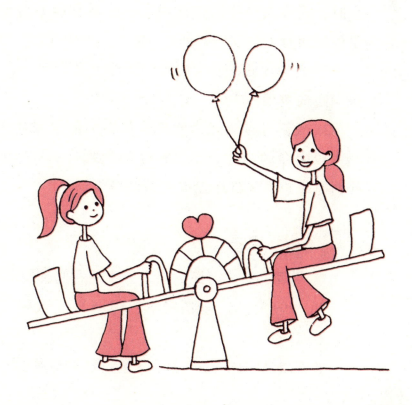

卧室要保证充足的日照

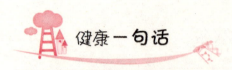

健康一句话

充足的日照可以提高人体免疫力。

阳光是生命生存的必要条件,《城市居住区规划设计规范》中也规定:大城市住宅日照标准为大寒日≥2小时,冬至日≥1小时,老年人居住的建筑中,冬至日日照不应低于2小时。充足的日照对人有以下好处:

1. 人的皮肤接受太阳光中紫外线照射后,能合成维生素D,可预防佝偻病。

2. 太阳光可杀死居室内空气中的部分致病微生物,并且能给人以生命的活力,提高机体的免疫能力。居室内每天日照2小时是维护人体健康发展的最低需要。

细节提示

◎ 房间的采光好坏,对人的生理和心理影响很大。

◎ 一般来说,坐北朝南的房屋光照效果比较好,且冬暖夏凉。

◎ 如果房间光线不好,可通过更换墙壁颜色使房间显得宽敞明亮些。

◎ 客厅或卧室等经常活动的区域，应把墙刷上浅蓝色或薄荷绿等明快的亮色调漆，能让房间显得宽敞。

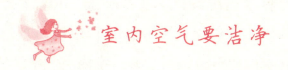

室内空气要洁净

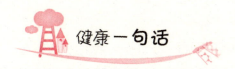

健康一句话

居室内的空气要洁净，这是健康居室的重要条件。

空气洁净主要指居室内空气中某些有害气体、代谢产物、飘尘和细菌总数不能超过一定含量。这些气体和物质主要是二氧化碳、二氧化硫、甲醛等，其中还有致癌物。这些气体和物质对人体十分有害，浓度过高能引起心血管、呼吸系统的疾病。因此，保持室内空气洁净非常有必要。哪些方法可使室内空气更好呢？

1. 适当通风换气。通风换气不仅有利于室内污染物的排放，还可让装修中出现的有毒气体尽早释放出来。

2. 保持适当的湿度和温度。如果室内湿度和温度过高，许多污染物就会从装修材料中快速挥发出来，污染室内空气。另外，湿度过高还有利于细菌等微生物的繁殖，对人体健康产生危害。

3. 放置一些有吸污作用的植物。如吊兰，具备强大的吸污本领，是净化室内空气最好的植物之一。

4. 选择合适的室内空气清洁设备。要根据室内面积的大小来选择适宜的室内空气清洁设备，如空气净化器、排油烟机等。

5. 选择环保材料。室内空气污染很大程度上是由装修过程中所使用的材料不当所致，甲醛、苯、二甲苯等挥发性有机物会从材料中挥发出来。因此在装修过程中应尽量选用不含甲醛的粘胶、不含苯的稀料，提高装修后室内空气清洁质量水平。

细节提示

◎ 新居内的空气环境不好，不要急于入住，要适当通风，放置空气净化器，过一段时间后再入住。

◎ 勤开窗通风可以减少居室内的污浊空气，如遇雾霾天，就不要开窗了。

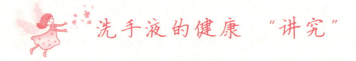
洗手液的健康"讲究"

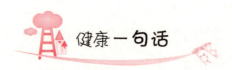
健康一句话

科学使用洗手液，控制细菌传播。

大多数人认为香皂一家人都使用，容易交叉感染，而且清洁效果也不是最好的，而洗手液使用起来更卫生，清洁度更好，因而越来越多的人选择洗手液洗手。其实，洗手液能否达到真正的杀菌效果，主要是看它的乙醇含量，以及洗手的方法是否正确。

1. 正确选择洗手液。洗手液分两大类，一类是普通洗手液，另一类属消毒产品。前者起到清洁去污的作用，后者才含有抗菌、抑菌和杀菌的有效成分。洗手液中乙醇的含量要超过60％才能起到杀菌消毒的效果。两类洗手液在外包装上有区别，普通洗手液一般为"准字号"，消毒洗手液则多为"消字号"。

2. 用洗手液洗手的方法。先用清水充分湿润双手，取适量的洗手液于掌心，双手充分揉搓至少30秒以上，在此过程中要注意揉搓到指尖、指缝，并让泡沫能覆盖到整个手的各个部分。揉搓完后用流水冲洗干净。

细节提示

◎ 洗手后要用清洁的干毛巾或纸巾擦干，不要烘干。因为烘干容易使手表面水分快速挥发，造成皮肤发干、粗糙。

◎ 要选择正规的商场购买洗手液，购买洗手液时要看标志是否齐全，如无厂名、厂址等，最好不要买。

◎ 劣质的洗手液会伤害皮肤，千万不要使用。

◎ 洗手液不能有效去除附着在皮肤细小缝隙中的一些污物，如血渍等，所以，一旦手上沾染此类污物，仅用洗手液是不够的，必须先用香皂将污物去除。

第八章 切断疾病源，身体自然棒

抽油烟机不只用于抽油烟

健康一句话

抽油烟机不仅要在炒菜时开，烧开水、煮饭时也要开。

抽油烟机是一种净化厨房环境的厨房电器，其功能不仅仅是抽走烹饪油烟，它还有其他作用：

1. 消除燃气污染。每次点火、熄火时泄漏的燃气，以及燃气在燃烧过程中产生的废气，特别是石油液化气，含有多种强致癌物质，比烹饪时产生的油烟更有害健康。

2. 补充新鲜空气。厨房不仅仅要抽油烟，还要补充新鲜空气，必须考虑到整个房间的组合通风。抽油烟机在排油烟的同时还能换气，补充新鲜空气。

细节提示

◎ 抽油烟机如果每天都使用，每半个月到1个月要将过滤网清洗一次，否则会影响吸滤油烟的效果。

◎ 要选择排烟率高的抽油烟机。

正确使用消毒柜

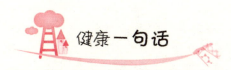

洗完碗应擦干后再放入消毒柜内消毒。

想要预防疾病,首先要保证我们的饮食和餐具干净卫生。随着科技的不断发展,消毒柜走进了千家万户,解决了餐具不卫生的问题,但是该如何正确使用消毒柜呢?

1. 开启消毒柜前必须将柜门关严。如果门关不严,不仅起不到应有的消毒保洁作用,而且会浪费资源,损坏机器。

2. 应将餐具洗净沥干后再放入消毒碗柜内消毒,这样能缩短消毒时间和降低电能消耗。

3. 塑料等不耐高温的餐具不能放在高温消毒柜内,而应放在用臭氧消毒的低温消毒柜内消毒,以免损坏餐具。

4. 彩瓷器皿放入消毒柜会释放有害物质,危害人体健康。

5. 碗、碟、杯等餐具应竖直放在层架上,最好不要叠放,以便通气和尽快消毒。

细节提示

◎ 消毒期间请勿打开柜门,以免影响效果。

◎ 消毒柜必须安装或放置在通风较好的地方。

◎ 消毒柜只适用于食具的消毒保洁，不能把非食具放入消毒柜内。

◎ 消毒柜程序执行完毕20分钟后将门体打开通风，最好使用干净的抹布擦拭干净柜体内部残存的蒸汽，以防箱体生锈或发生霉变。

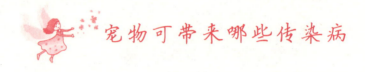 宠物可带来哪些传染病

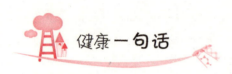 健康一句话

家养宠物可能会带来一些传染病。

时下，养宠物已成了"时尚"的代名词。从最初的养鱼养鸟，到现在的养猫养狗，甚至养蜥蜴，宠物在给人们带来慰藉的同时，也彰显着现代人的个性。然而，在享受着宠物给你带来的欢声笑语的同时，你是否想过它会危及健康呢？

1. 幼小的动物经常会感染一种易引起食物中毒的病菌。当人们清理幼小宠物毛上的遗留排泄物时，病菌会由此得以传播。

2. 通常在动物，特别是猫和狗身上会发现易引起溃疡的微生物细菌。这种细菌是通过唾液进行传播的，同宠物过分亲昵和让宠物舔吻都可能会被传染。

3. 爬行动物会传播沙门病菌。因为它们的皮肤里潜藏着沙门病菌，因而它们接触到的每样东西上都会留下病菌。

细节提示

◎ 如果任由宠物"横行",又不注意卫生,致病微生物极有可能在家人中反复传染。

◎ 有时一个家庭的人不断反复交叉得病,这很可能是家中心爱的宠物传染给你们的。因此建议最好不养宠物,尤其是有婴幼儿的家庭。

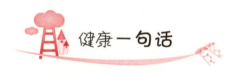

马桶刷要保持清洁干燥

 健康一句话

不清洁的马桶刷也会造成厕所污染。

马桶容易沾染尿渍、粪便等污物,冲水后如果发现仍留有残迹,一定要及时用马桶刷清除干净,否则容易形成黄斑污渍,也会滋生真菌和细菌。可见,马桶刷是保持马桶清洁的"功臣"。然而,如果不注意马桶刷的清洁和干燥,它也会成为污染源。每次刷完污垢,刷子上难免会沾上脏物,最好随即再冲一次水,将其冲洗干净,把水沥干,喷洒消毒液,或定期用消毒液浸泡,并放在干燥通风的地方。

 细节提示

◎ 最好把马桶刷挂起来,不要随便放在角落里,也不要放在不通风的容器里。

◎ 马桶刷也要经常更换，以免造成细菌的交叉传播。

◎ 最好用细头的马桶刷，这样能更好地清洁马桶内缘和管道深处。

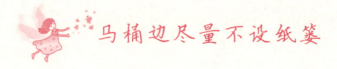# 马桶边尽量不设纸篓

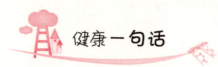 健康一句话

马桶边的纸篓是一个重要的污染源。

大多数家庭都会在马桶边设一个纸篓，存放使用过的厕纸，但这样会造成细菌随空气散播，因为很少有人能做到随时清理，至少都会存放一两天。存放时间越长，滋生的细菌就越多。

在上完厕所之后，最好是将厕纸丢进马桶内冲走，只要不是太厚、太韧，厕纸一般都能在水中很快变软，所以不用担心堵塞。有需要时，备一个卫生袋就可以，没必要再设纸篓。

 细节提示

◎ 如果一定要用纸篓，也要选带盖子的，以防细菌散播，并及时处理用过的厕纸。

第九章

有效运动，益于养生

——微养生之运动养生篇

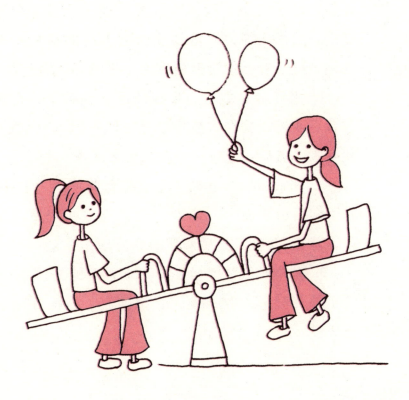

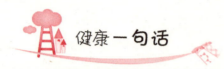

办公室内也能做瑜伽

健康一句话

在办公室抽空做瑜伽，能使人精力充沛，提高工作效率。

随着时代的发展，瑜伽已不仅仅是健身会所的活动项目，在办公室里练习也可以让人陶醉其中。因为在办公室里工作，许多人经常久坐不起，导致身体处于亚健康状态。鼠标手、颈椎病、腰椎病等，都是现今白领人群的通病，下面几个瑜伽小动作，可以有效地帮助白领人士摆脱办公室里的疾病。

1. 坐姿转背姿势。坐在椅子上，右手扶左膝关节，左手扶在背后或经背扶在右髋关节上，吸气时左转体，静止20秒，自然呼吸，然后还原呼气。左右各做4次。

2. 扭面式。坐在椅子上，将背肌伸展，右手向后由上而下，左手向后由下而上，绕到背后，双手在背后勾住，胸廓尽量张开，静止10秒。然后两臂换相反动作重复。

3. 基本呼吸法。坐在椅子上，双腿并拢。一手扶在大腿上，一手放在腹部，收下颌，脊椎伸直，做深呼吸，并保持屏息状态2秒。

细节提示

◎ 在工作间隙或休息时，做一些瑜伽运动可以缓解压力。

◎ 准备一双平底鞋放在办公室，练瑜伽时换上。因为穿高跟鞋做瑜伽不仅影响功效，而且容易受伤。

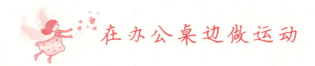

在办公桌边做运动

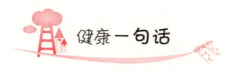 **健康一句话**

桌边几个简单的动作就能舒筋活络，还能轻松塑造完美身材。

长期坐着工作的人容易产生疲劳，或发生下肢酸胀或水肿、失眠、痔疮等病症，每天在办公桌边进行一些运动对预防这些疾病很有效哟！

1. 坐好坐稳，双脚脚后跟微抬，吸气挺胸，调整呼吸，双手在体侧张开，注意收腹直背。

2. 吸气，手臂由外向内，从丹田向上，在胸前时手背相对。

3. 吐气，手臂继续向上，在头顶打开，抬头挺胸，努力伸长颈部，脚后跟始终微抬。

4. 吸气，放下手臂，向后伸展，注意始终保持头部上扬、腹部收紧，坚持5秒后回复初始姿势，完成该组动作。

细节提示

◎ 长久坐着，改变一下姿势，活动一下筋骨，可缓解疲劳。

◎ 桌边运动一定要坚持天天做，偶尔做一次是起不到作用的。

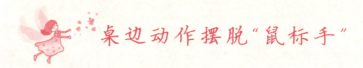

桌边动作摆脱"鼠标手"

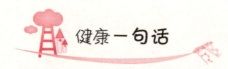 健康一句话

适当的活动可以缓解腕部神经压迫，缓解肌肉疲劳。

在操作电脑时，由于键盘和鼠标有一定的高度，手腕必须背屈一定角度，这时腕部就处于强迫体位，不能自然伸展而造成"鼠标手"。"鼠标手"主要表现为手部逐渐出现麻木、灼痛感，夜间加剧，常会在梦中痛醒。不少患者还会伴有腕关节肿胀、手动作不灵活、手无力等症。那么如何摆脱"鼠标手"呢？

1. 用一只手的食指和拇指揉捏另一只手手指，从大拇指开始，每指各做10秒。

2. 双掌合十，前后运动摩擦至微热。

3. 手握可自然抓握的水瓶，首先手掌向上握水瓶，做从自然下垂到向上抬起动作。然后是手掌向下握水瓶，做从下到上的运动，各25次，锻炼腕屈肌。

4. 吸足气，用力握拳，用力吐气，同时急速依次伸开小指、无名指、中指、食指。左右手各做 10 次。

5. 双手持球，或持手掌可握住的物体，上下翻动手腕 20 次。

细节提示

◎ 改变手腕的运动方式可以解除其疲劳。

◎ 使用电脑时，除了多休息及使用腕垫、护腕等辅助工具外，还要注意打字和使用鼠标时的姿势。

◎ 使用鼠标时，最轻松的姿势是手背向上微曲 20°，手掌向身体外侧微弯 10°。

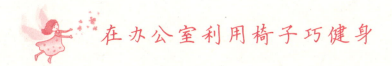

在办公室利用椅子巧健身

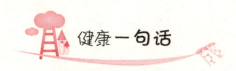

健康一句话

在办公室内利用椅子健身既简单，又能起到舒缓疲劳的作用。

提到体育运动，绝大多数人都会想到走、跑、跳、蹦等。其实运动无处不在，只要掌握正确的方法，随时随地都可以健身。比如，在办公室里，利用椅子健身就能起到舒解放松的作用，尤其适用于长期伏案的工作者，具体做法如下：

1. 全身放松，上体直立坐于椅上，双臂自然下垂，头部先前倾，再后仰，再左右转倾。

2. 双臂伸向体后，十指交叉，掌心相对，两臂尽量后伸，胸部展开。

3. 坐在椅子前端，两腿向前下方伸直，两手撑扶椅座两侧，尽量伸展腰部和扩展胸部。

4. 坐在椅上，双手抱单腿屈膝，使大腿贴近胸部，停留片刻，放下再换另一条腿，各抱 5 次。

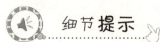

◎ 可以利用空闲时间每天做 1～2 次椅子操。

◎ 椅子操能消除疲劳，提高工作效率，减少臀部多余脂肪，保持形体美。

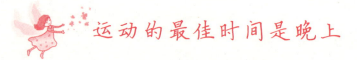

运动的最佳时间是晚上

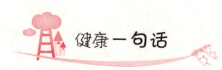

根据人体的生物钟来判断，运动的最佳时间应该是晚上。

1. 傍晚时分，人体的皮质醇和促甲状腺激素水平最高，而这些激素与加速代谢和消耗脂肪有关。

2. 在傍晚，体能、起刺激作用的肾上腺素正处于最高点，运动能消耗更多的能量，起到减肥的作用。

3. 晚上简单地做做伸展运动或出去散散步，都可以缓解肌肉的紧张，驱散疲劳，提高睡眠质量。

4. 人体的各种活动都受生物钟的控制，傍晚时分，人体肢体反应的灵敏度及适应能力都达到最高峰，心率及血压也最为平稳，在这段时间内锻炼，不易发生意外，对健康有益。

 细节提示

◎ 晚上最好不要做过于强烈的运动，以免造成过度兴奋，妨碍入睡。

◎ 晚间锻炼最佳时间是晚餐后2小时。在傍晚6点左右吃饭，晚上8点左右运动是最好的选择。

◎ 晚上运动不宜太晚，否则会影响睡眠。

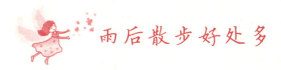

雨后散步好处多

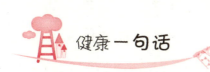

健康一句话

雨后散步，好处多多。

1. 选择在雨后散步，有许多平日里没有的好处。一场雨，可以洗涤尘埃，净化空气，使路面更清洁，空气更清新。

2. 雨前的残阳照射和雨初降时，会产生大量负离子，这些负离子享有"空中维生素"的称号,能帮助降低血压、促进新陈代谢。

3. 雨后初晴到户外散步,还有助于消除阴雨天气引起的低沉情绪,帮助恢复心情,促进身心健康。

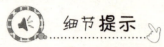
细节提示

◎ 雨后路面湿滑,散步时要小心防滑。

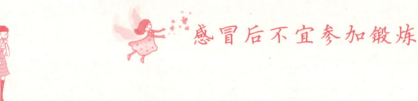
感冒后不宜参加锻炼

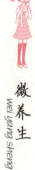
微养生
wei yang sheng

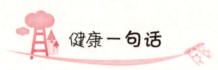
健康一句话

感冒后参加锻炼会加重感冒程度。

在日常生活中,有些人患了感冒后常常去打球或跑步,认为运动后出一身汗,感冒就会有好转。其实,这是不对的。尤其是对于儿童、少年、体弱者和老人,感冒后参加体育锻炼更是有害无益的。

1. 由于感冒,人体比较虚弱,运动会加重劳累,不利于康复。

2. 如果在发热时进行剧烈活动,会增加人体能量消耗,降低免疫力,使病毒更进一步侵害心肺,引起其他病症。

细节提示

◎ 感冒后要尽量多休息，吃一些清淡的食物。

◎ 当感冒为流行性病毒所引起时，如果不注意休息和治疗，会从单纯的流行性感冒转为肺炎，少数可继发病毒性心肌炎。

◎ 某些急性传染病如流行性脑脊髓膜炎、病毒性肝炎等，初期均可出现类似感冒的上呼吸道症状，如果患了这些疾病，再用体育锻炼的方法"治疗"，结果会更为严重。

◎ 感冒后应在医生指导下服药、休息，待感冒痊愈后过几天再参加锻炼。

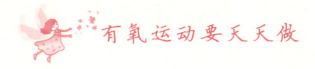

有氧运动要天天做

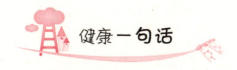

健康一句话

身体锻炼重在长久坚持。

有氧运动是很好的燃脂运动，其特点如下：

1. 有氧运动是持续较长时间的、有大肌肉群参与的中低强度的运动。

2. 有氧运动有利于增强人体吸入、输送和使用氧气的能力。

3. 有氧运动应每天练习，也可以一周练3~5天，一天最少练30分钟。

4. 对于想要减肥的人,最好是小强度地天天练,每次持续45分钟以上。

  细节提示

◎ 有氧运动要做到适度,即注意锻炼的强度。

◎ 每天要坚持40~60分钟的有氧运动,时间短了不能直接以脂肪为燃料,时间长了肌肉会损伤。

◎ 有氧运动也有很多种,最好是各种有氧运动轮着练习,不要只做一种。

◎ 减肥不能只依赖有氧运动,要搭配无氧运动。但是也不能只关注无氧运动,否认有氧运动的效果。

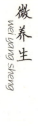

第十章

运动方式要正确

——微养生之运动方式细节篇

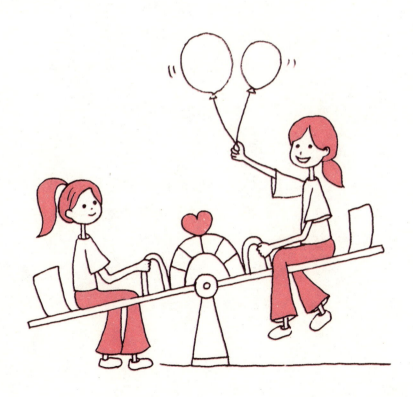

锻炼项目要有选择

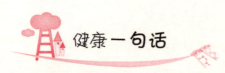

健康一句话

不同的锻炼方式会起到不同的锻炼效果。

1. 人们日常所进行的轻度到中度的锻炼，主要是起到预防疾病和强健身体的作用。

2. 如果心脏不好或是患有高血压，最好选择散步、打太极拳和做体操之类的低强度运动。

3. 比较适合中老年人的运动器械有牵引器、转腰器和按摩器等。

细节提示

◎ 运动锻炼一定要选择适合自己的项目，切不可盲目。

◎ 糖尿病病人注射了胰岛素后，不能空腹参加跑步，以免引起低血糖。

◎ 支气管扩张、上消化道出血、肝硬化腹水病人不宜跑步。

练习瑜伽有益健康

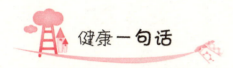

健康一句话

练习瑜伽可以减轻压力、改善病症，促进人体的身心健康。

瑜伽是一种倡导"身心合一"的健身方式。

瑜伽的动作是比较舒缓的，节奏较慢，还会配合轻音乐，强调静心和呼吸，这些都有养生的功效。"静心"的培养有助于调整人的神经系统，缓解紧张的情绪。另外，瑜伽强调运动中的呼吸，提倡缓慢、深沉的腹式呼吸，有利于改善肺通气及肺换气状况，降低肺动脉高压，对呼吸系统有好处。

可见，练习瑜伽既可提高身体各方面功能的协调性，还可以培养专注平和、冷静客观的良好心态，使人修身养性。坚持练习瑜伽有助于获得身体和精神相互统一的健康状态。

细节提示

◎ 练习瑜伽需要一个安静、舒适的环境。

◎ 正确练习瑜伽才能达到最佳效果，否则将适得其反。

◎ 在做瑜伽的过程中一定要渐进式地进行，根据自己身体的柔韧性把握好幅度，不能急于求成或幅度过大，以免造成伤害。

◎ 瑜伽强调的是呼吸的方法和让身体进入平静状态，有时做瑜伽的目的不一定是要做好某个动作，而是通过运动使体力变得更好、心态更平和。

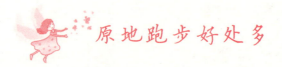

原地跑步好处多

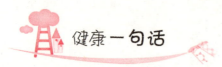

健康一句话

原地跑步可以使全身都得到锻炼。

原地跑步就是在自己站的周围画一个圈圈，人站在圈内好像原地踏步一样地跑起来，腿向上抬，让全身都处于一个类似跑步的状态，这样既不会太累又可以达到减肥的效果，具体跑步要领如下：

1. 原地跑步可以在很多地方进行，可以在户外，也可以在室内、过道或阳台的空地上。

2. 跑步时全身放松，不要求高抬腿，也不要求手臂用力摆动，只要双足离开地面，完成跑步的动作就可以了。

3. 开始时每天跑200步，之后逐渐增加，达到每天跑步15分钟。

4. 对肥胖者来说，原地跑步有助于减肥。

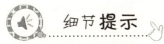

◎ 原地跑步是一种比较方便的锻炼方法。

◎ 跑步不要盲目坚持,要循序渐进。

◎ 想要减肥的话,跑步一定要和控制饮食有效地结合。不要只节食不跑步,也不要只跑步不节食。

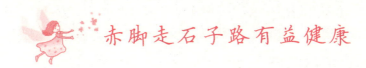

赤脚走石子路有益健康

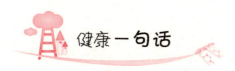

赤脚走石子路有利于脚部穴位的按摩,可以健身、防病。

脚上的血管和神经,比其他部位更加丰富,无数的神经末梢与头、手、身体内部各组织器官有着特殊的联系,因此,人们把脚称为人类的"第二心脏"。对脚底的穴位和反射区给予一定的刺激,可以促进全身血液循环和新陈代谢,有益于身体健康。而在石子路上行走正起到了这个作用。

1. 人体脚部有很多穴位与各内脏有着密切的关联,通过走石子路可以刺激脚底穴位,增强有关内脏的功能。

2. 脚部是神经较为敏感的部位,通过走石子路,可以对大脑产生刺激,增强身体保持平衡的功能。

3. 通过对脚部穴位的刺激,可以促进人体血液的循环,减少心血管疾病。

 细节提示

◎ 在石子路上行走，要注意石子的表面是否光滑，以免硌伤脚。

◎ 开始练习时，时间不要太久，15～20分钟即可，练习一段时间后，可以渐渐增加。老年人以半小时为宜。

◎ 糖尿病病人要特别注意，千万不能走有尖石子的路。

◎ 跟痛症（如痛风）病人走石子路，会导致病情加重，最好改用其他的锻炼方法。

◎ 扁平足患者在石子路上行走锻炼，很容易对足部组织造成损伤。

◎ 走石子路是健身的好方法，但要因人而异，要根据自己的身体状况，选择合适的运动方式。

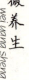

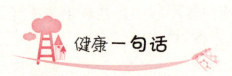

步行能促进身体健康

健康一句话

步行是一项老少皆宜的有效锻炼方式。

1. 人体的大部分肌肉和骨骼都可以在步行中得到活动，进而促进血液的循环、新陈代谢，提高肺活量与心肺功能。

2. 在空气清新的地方步行，不仅可以活动筋骨，还能使人精神愉悦。

3. 据中医理论，人体的内脏都与脚有相应的联系，故步行还有益于疏肝健脾、利胆温肾。

细节提示

◎ 每天尽量少乘汽车，给步行留出一点时间。

◎ 步行要坚持三个原则：持之以恒、循序渐进、适量有度。

◎ 最好一次步行3千米，时间为30分钟，分次进行也可以，每分钟不少于120步。

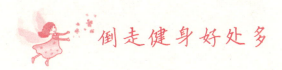

倒走健身好处多

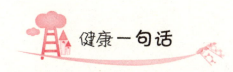

健康一句话

倒走可以锻炼向前走所不能锻炼到的肌肉，从而使身体达到微妙的平衡。

1. 倒走是一种不自然的活动方式，但却能使人的意识集中，训练神经的稳定性和自律性。

2. 倒走还可以增强心血管的功能，减轻腰部承受的压力。

3. 倒走对腰背疼痛、胃病等病症有一定的辅助疗效。

4. 患有膝关节疾病者，如果利用向前走进行康复，痊愈要比向后走慢得多。

细节提示

◎ 在倒走时要注意周围的环境，以防被身后的物体绊倒。

◎ 不要在马路上倒走锻炼，而应在自己熟悉的场地进行。

◎ 倒走时，身体不要过分向后倾斜，不要向后仰头，不要急速转头，要根据自己的情况来调整倒走运动的平衡状态。

◎ 有颈椎病或血压不稳定的人，最好不要进行倒走运动锻炼。

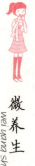

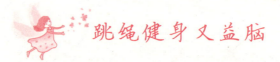
跳绳健身又益脑

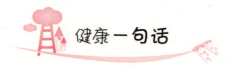
健康一句话

跳绳不仅可以健身，还能健脑。

跳绳是一项运动量较大的运动项目。研究发现，如果一个人连续跳绳5分钟，就相当于跑步1 000米的运动量；跳绳8分钟，相当于快速骑自行车4千米的运动量。

1. 人在跳绳时，以下肢弹跳和后蹬动作为主，手臂同时摆动，腰部则配合上、下肢活动而扭动，腹部肌群收缩帮助提腿，有利于全身肌肉的锻炼。

2. 跳绳时呼吸加深，胸背、膈部所有与呼吸有关的肌肉都参与了活动。因此，在跳绳时，大脑处于高度兴奋状态，经常进行这种锻炼，可增加脑神经细胞的活力，有利于提高思维能力。

 细节提示

◎ 跳绳时，节奏不要太快，要量力而行。

◎ 开始跳绳时，要跳得慢一些，时间短一些，之后逐渐增加运动量。

◎ 跳绳时应穿质地软、重量轻的高帮鞋，避免脚踝受伤。

◎ 绳子软硬、粗细要适中。初学者通常宜用硬绳，熟练后可改为软绳。

◎ 要选择软硬适中的草坪、木质地板和泥土地等场地跳绳，硬性混凝土地面容易损伤关节，或引起脑部震荡。

◎ 跳绳时要放松肌肉和关节，脚尖和脚跟需用力协调，防止扭伤。

◎ 体重较重者宜采用双脚同时起落式跳法，而且上跃不要太高，以防关节因过分负重而受伤。

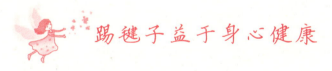

踢毽子益于身心健康

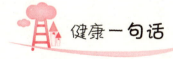 健康一句话

踢毽子可以让关节横向摆动，带动身体最迟钝的部位，是

有益于身心的运动。

踢毽子老少皆宜，一年四季都可开展，是一项具有较强健身功能的娱乐性运动，非常有益于身心健康。

1. 踢毽子对调节人的眼、脑、神经系统和四肢的支配能力有着特殊的功能，可提高各个关节的柔韧性和身体的灵活性。

2. 长期参加踢毽子运动还能增强心肺功能，促进血液循环和新陈代谢，从而延缓衰老，增强抵抗力。

3. 踢毽子是一项比速度、比耐力、比技术的运动，对颈椎病、肩颈部疾病、腰椎间盘突出症、坐骨神经痛等慢性骨关节疾病有缓解作用。

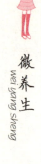

 细节提示

◎ 高血压或者心脏病病人要谨慎参加。如果参加，要把握好度，千万不可过量。

◎ 踢毽子也是一种技巧性的游戏，一定要掌握好基本技巧，不能够盲目进行。

◎ 踢毽子仅仅是一种游戏，不要抱有很强的输赢之心，否则不能起到放松心情的作用。

第十一章

为心理解压,享受健康生活
——微养生之解压妙方篇

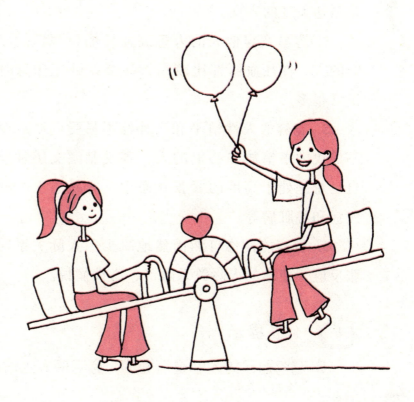

宽容一些对健康有益

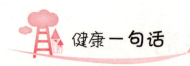
健康一句话

不太宽容人的人总是使自己身心处于亚健康状态。

宽容是宽大有气量，不计较也不追究。宽容是一种良好的心理品质，能以大局为重，对个人的暂时损失不斤斤计较，这是豁达大度的表现。

1. 容易宽容他人的人患高血压的概率低。一些总是不够宽容的人，往往血压都比较高，甚至在卧床休息时的血压仍高出正常很多。

2. 宽容的人性情平和，神经不易受刺激；而那些总把一些不愉快的事情放在心上的人，容易刺激交感神经系统，从而使自己总是处于高度的紧张状态中，容易患上一些慢性疾病，如癌症和心脏病等。

3. 宽容能使你自然而然地减少因人际关系问题而引起的紧张反应，使你的人际关系融洽，心情愉悦。

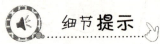

◎ 宽容对己对人都是有利的，宽容使人生活得轻松自在。

◎ 心存气愤易造成血压升高,增加心脏病发病的机率。

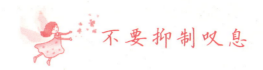

不要抑制叹息

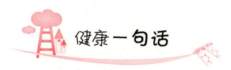

健康一句话

人们总认为叹息是消极、悲观的表现,其实叹息对人体健康是有好处的。

1. 叹息可以解除郁闷。遇到挫折、忧愁、思虑的时候,长长地叹口气,能够消解胸中的郁闷,使身心得到解脱。

2. 叹息有镇静安神之效。感到惊恐或是极度惆怅时,做一次深呼吸,吐一口气,可以起到静心安神的作用。

3. 叹息具有放松神经的作用。工作紧张或疲劳时,做一个伸展运动,叹口气,可以使神经松弛,起到解除疲劳的作用。

专家认为,这是因为叹息可以使体内横膈膜上升,促使肺部气体排尽,增加肺活量,血液因此得到充足的氧。长吁短叹还能加快血液循环,让身体处于松弛状态,这样就强化了迷走神经,改善了大脑兴奋和抑制失调的状况,能减轻悲伤、痛苦和紧张、焦虑及精神压抑感,从而有益于机体内环境的调节和稳定,使机体脏腑功能得到充分的发挥。

细节提示

◎ 心理紧张的时候长长地叹气，能使血压有所下降。

◎ 叹息虽然对人体有益，但要有所节制，不可过度放纵，否则会起到相反的作用。

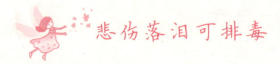
悲伤落泪可排毒

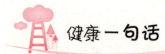 健康一句话

该哭时不要强忍，适时地哭一场也是件有益身心的好事。

有些人有这种体会：当着急或发怒的时候，胃就开始出现一阵阵痉挛性的疼痛。如果这时候去看医生，医生可能会诊断为"胃炎"，开一些胃药。与其这样紧张、发怒，倒不如回家去哭一场，把委屈同眼泪一起挥洒掉，这才是治疗所谓"胃炎"的良方。

有研究表明，眼泪是减轻精神负担最有效的"良方"，也就是因为这个原因，女性比男性少患因神经紧张而诱发的脑梗死和中风等疾病。

很多心理学家都认为，适当地哭哭是有好处的：

1. 人们在情绪压抑时，会产生某些对人体有害的生物活性成分。哭泣后，情绪平静下来，可以减少如结肠炎、胃溃疡等疾病的患病概率。

2. 哭泣可治疗呼吸系统疾病。人在哭泣时，会不断地吸一口口短气和长气，这将大大有助于呼吸系统和血液循环系统的工作，这种"带哭的呼吸"甚至被运用到气喘和支气管炎的治疗中。

细节提示

◎ 男性遇到悲伤的事情时强压着悲伤，对身心健康有着极大的危害。男人也应"哭吧哭吧不是罪"。

◎ 最好是轻声啜泣，不要号啕大哭，同时，边哭边联想着自己的委屈和痛苦，让它和眼泪一起流出。

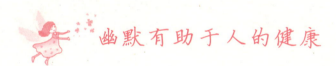

幽默有助于人的健康

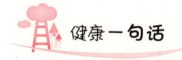

健康一句话

幽默是一种积极的心理预防形式，有助于维持人的心理平衡。

人生有许多无奈、愁苦与悲伤，生活岂能尽如人意？但是，幽默却是雨过天晴、迎向阳光的人生态度。幽默是一种高级的心理防御形式，它可以化解困境，转移内心不悦，维持心理平衡。一个有幽默感的人，拥有乐观豁达的性格，"笑看天下古今愁，了却人间许多事"。

1. 幽默能有效地刺激大脑皮质中的"快乐中枢"，从而缓解生理疲劳和精神倦怠，改善体内循环，提高免疫力。

2. 保持幽默心情和表达幽默感，能使人体内分泌系统功能保持平衡。

 细节提示

◎ 在生活中切不可把歧视、丑化当成是幽默。
◎ 生活中如果能够主动地去创造幽默，你的世界一定会充满欢笑。

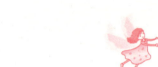 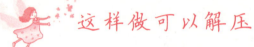

这样做可以解压

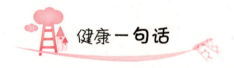 健康一句话

学会缓解压力，才会生活得轻松自在。

压力过大，能引起血液中的应激反应激素急剧突变，从而削弱机体的免疫力，降低对疾病的抵抗力。因而很多疾病都跟压力有关，如胃灼热、气喘、疱疹、记忆力衰退、癌症等。生活压力固然大，但你也不必焦虑不安，有些方法对排解精神负担有效：

1. 通过想象，让思维"游逛"，在短时间内放松、休息。

2. 嗅嗅香油。香油能通过嗅觉神经刺激或安抚大脑边缘系统的神经细胞，对舒缓神经紧张和心理压力很有效果。

3. 想哭就哭。哭能缓解压力，让情感抒发出来要比深深埋在心里有益得多。

4. 必要时求助于别人，不要独自默默地承受压力。

5. 把生活中的压力罗列出来，搞清什么原因使你紧张，并一一解决问题。

6. 确保自己每天都有放松的时间，不要让生活过于紧张。

 细节提示

◎ 要正确看待压力，适当的压力是必要的。

◎ 连续不断的精神负担对心脏不利，甚至会引发心肌梗死。

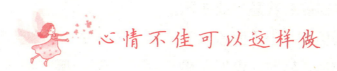
心情不佳可以这样做

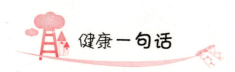
健康一句话

通过有效的调节可以改善人的心情状况。

每个人都有不顺心或遇到挫折的时候，这时，悲伤、愤怒、抑郁、忧愁等损害健康的恶性情绪会纷至沓来。没有人喜欢受到这种情绪的影响，如何尽快让自己的心情好起来呢？

1. 欣赏音乐。情绪低落时听一些振奋人心的音乐。

2. 游山玩水。青山绿水，莺歌燕舞，这种美好的情境可使人的心情"快活化"。

3. 接受光照。早晨看看太阳的升起，会让人一天的心情都舒畅。

4. 进行锻炼。有氧锻炼也是使心情好转的有效途径。

5. 称心的衣着。心理学家认为，适当地选择衣服也可以改善情绪。称心的衣着可松弛神经，给人一种舒适的感受，并且可以增加自信，对自己更满意。

6. 调节饮食。糖类具有安定情绪的效果，其能刺激大脑，让人感到轻松、安定。

7. 进入睡梦。睡眠可以减轻疲劳，改善人们的心情。

 细节提示

◎ 平时要多注意寻找快乐。

◎ 香蕉能减少不良激素的分泌，吃后使人感到安静、愉快。

◎ 心情不好时，最好不要选择这三类衣服：易皱的麻质衣服、硬质衣料的衣服、过分紧身的衣服。

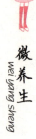

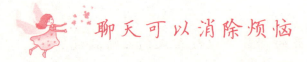

聊天可以消除烦恼

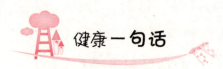

健康一句话

聊天是获得美好心情的一种有效而愉快的手段。聊天之乐，益于身心。

喜欢聊天并向他人倾诉内心痛苦和烦恼的人,其精神上的压力和思想上的苦闷就容易消除,因而身体会比较健康。

1. 向人倾吐心声,可以将体内过剩的压抑物质随之吐出,这对消除压抑大有好处。找朋友聊聊天,找亲人诉诉苦,都可以释放和缓解压力。

2. 聊天能够消遣时间,消除身心疲劳。在劳累了一天、心情郁闷之时,找人闲聊一会儿,会忘记疲惫,放松身心。

3. 聊天能够使人摆脱孤独和郁闷,给人以慰藉。与有共同语言的朋友闲聊,会得到理解和心灵安慰。

4. 与异性交谈,有时会得到对方与自己不同的见解,从而使自己走出困境。

细节提示

◎ 如果有些话不便与身边的人说,可以在网上聊天。

◎ 借烟、酒或者安眠药来解除压力和不满,会适得其反。

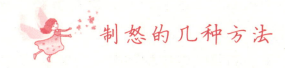

制怒的几种方法

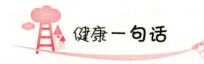

健康一句话

情绪乐观,是健康长寿的必要条件之一,因此必须学会制怒。

生气动怒危害多多，会伤肝、伤胃、伤心、伤肾、伤神，甚至导致早衰、猝死等，因此，一定要掌握制怒的方法，不要让自己生气。

1. 转移注意力。在行将生气发怒时，可尝试换一个环境，将注意力转移，使情绪稳定下来。

2. 吐露不快。要发怒时，可以向亲友吐露自己的不快，以排解情绪。

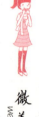

3. 自我安慰。对不称心的事，要从另外的角度去想，进行自我安慰。

4. 做出让步。对令人烦恼的事理智地让步，不仅可以制怒，也会化解矛盾。

5. 忘却烦恼。发生不愉快时，可以不停地去做事情，以暂时忘却烦恼。

细节提示

◎ 生活中要尽量避免与人争吵，控制愤怒情绪。

◎ 发怒可使人的血压明显升高，倘若长怒不息，会导致一系列的血压调节机制的障碍，造成高血压病。

◎ 发怒对于脑血管的摧残相当大，如果本来就患有脑血管、心脏等方面的疾病，就更经不起暴怒的冲击了。

◎ 愤怒可致胃液分泌量增加，酸度增高，所以，常发怒的人易患胃溃疡。

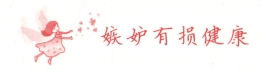

嫉妒有损健康

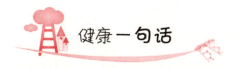

嫉妒是精神上的一种病态，长时间嫉妒会使精神负担过重。

嫉妒是一种较为复杂的不健康心理现象，包括焦虑、恐惧、悲哀、猜疑、羞耻、消沉、憎恶、敌意、怨恨、报复等多种不良情绪。英国著名哲学家培根说，在人类的一切情绪中，嫉妒之情恐怕是最顽强、最持久的了。嫉妒有损人体健康。

1. 嫉妒会使人处于一种不良的心态环境中，心中郁闷，常会引起失眠、头痛、头晕、食欲减退、烦躁易怒、疲乏无力等。

2. 嫉妒会使机体防御疾病的能力下降，免疫力降低，易患脱发、白发、慢性胃炎、心脏疾患、高血压、神经官能症、眼疾等。女性可导致月经周期紊乱、经前紧张征、痛经等，甚至早衰。

可见，嫉妒是一杯害人毒酒，对他人和自己都没有益处，要克服这种不良的心理，应从以下两方面入手。

其一，要加强修养，克服私心。嫉妒的发生是因为个人心理结构中"自我"的位置过于膨胀。应有意识地多读一些益于身心的书籍，或多听一些格调高雅的音乐，加强思想修养，学会有意识地控制自己的感情。懂得了"心底无私天地宽"的道理，就会消除或减少嫉妒心理。

其二，要正确认识自己。不服输是一个人进步的动力，但想做到"事事在人前，样样都第一"，却是不可能的，因为"尺有所短，寸有所长"。一旦嫉妒的阴影笼罩自己时，可运用心理学的方法，"将心比心"，进行心理移位，设身处地地站在对方的位置上思考一下，这不失为有效的方法。

细节提示

◎ 轻度嫉妒可以成为一种动力，促进自我发展。但重度嫉妒是一种心理病态，要学会克制，如有必要可看心理医生。

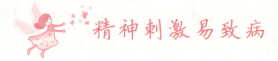

精神刺激易致病

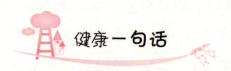

健康一句话

精神刺激是人体产生心理疾病的重要原因。

人体生病的外部原因，就是外来因素的干扰。精神刺激是外来因素中比较强烈的一种干扰。

1. 不良的精神刺激能引起人体脑功能的紊乱，使大脑不能有效地调节人体与环境的平衡关系，从而导致脏腑器官功能发生紊乱。

2. 不良情绪的刺激还会干扰人的免疫系统，使抵抗力下降，使身体容易生病。

3. 神经系统的一些疾病，也和精神刺激有着千丝万缕的联系。恶性的精神刺激能够引起神经衰弱、神经官能症等。

4. 有些慢性病如哮喘、心力衰竭、神经性头痛等，也多由精神刺激引起。

5. 精神刺激可诱发心血管疾病，如高血压。高血压的病因虽然与遗传因素有关，但还有一个因素是精神过于紧张，或受到某种精神刺激，使患者心情焦虑、烦躁、痛苦等，这些不良情绪引起了脑功能的紊乱，使得全身小动脉收缩，血压升高。

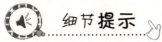

◎ 冠心病病人一旦受到精神刺激，如愤怒、焦躁、激动等，易诱发心绞痛，甚至导致猝死。

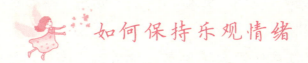

如何保持乐观情绪

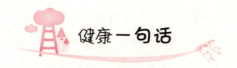

保持乐观的情绪有利于人的身心健康。

一个健康的人处于愉快状态时，则生物钟运转正常；若精神状态不好，终日闷闷不乐，或时常急躁暴怒，易导致内脏器官功能失调，发生胃痉挛，引起血压升高，特别容易引起心脏病。

不良的情绪还会引起许多器官系统乃至微观的失衡，如蹙眉、瞪眼、虎着脸、切齿，有损仪容。如何保持乐观情绪呢？

1. 重视和主动调节情绪。当情绪不好时，要以自己的健康为重，认识到不良情绪对身体的危害。

2. 勇敢地面对现实。生活中总会碰到一些不如意的事，要想办法面对，当一个人接受了最坏的情况，就没有什么可发愁的了。

3. 珍惜生活中的每一天。人如果对过去、对未来担忧，就不可能过得轻松愉快，因为对过去懊恼、对未来担忧就成为今天沉重的负担。

细节提示

◎ 研究表明，人如果在精神上遭受重大的创伤或打击，对寿命会有影响。生气、激动、愤慨、恼怒、暴跳如雷，实际上是对自身的摧残。

◎ 生活中的乐观并不是盲目的乐观，而是一种积极的生活态度。

◎ 情绪锻炼要掌握：过激时要疏导、平静；过喜时要转移、抑制；忧愁时宜释放、自解；思虑时应分散、消遣；悲伤时要转移、娱乐；恐惧时要寻支持、帮助；惊慌时需镇静、沉着。

一笑方能解愁

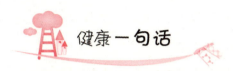

健康一句话

发自内心真诚的笑，可以解愁，有益于身体健康。

笑是一种独特的运动方式，它可以调节人体的心理活动，促进生理功能。

开怀大笑历来被视为一种可以强身健体的"良方妙药"。人在大笑时，身体会有很多组肌肉收缩、舒张，肩膀耸动，胸膛摇摆，横膈震荡，血液含氧量在呼吸加速时增加。更为重要的是，人在大笑过程中，脑部会释放出一种化学物质，令人心旷神怡，容光焕发。

大笑过后，身体减少分泌令人紧张的激素，免疫系统功能亦会随之增强。

细节提示

◎ 用微笑迎接每一天，心情自然会好起来。

◎ 如果陷入了困境，心情变得很坏时，不妨先假笑。不必去感觉笑意，不必在乎笑容，也不需要真的想笑，只要将假笑挂在脸上，很快，笑可能就会变成真的。

◎ 找一面镜子，好好地看着自己，并对着自己微笑，心情也会很快地舒畅起来。

大声吼出压抑
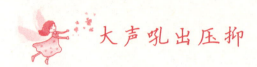

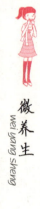

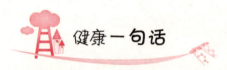

大声地吼叫能解除情绪上的波动和精神上的抑郁。

有时会听人说："生活太压抑了，好想大声吼出来！"大声吼出来为什么能解压呢？

1. 通过大吼，吐出胸中的秽气，呼出肺部之浊气，吸入大量氧气，能改善呼吸功能，加快血液循环，提高机体功能，使大脑皮质处于中等兴奋状态，令身心处于最佳状态。

2. 大叫之所以能带给人们很大的满足感，或许还因为它在某种程度上是被禁止的，当打破这种约束时，人们会得到某种程度上的解脱，从而使情感得到宣泄。

细节提示

◎ 压抑太久了就大声吼出来。

◎ 为防止打扰别人，可以选择空旷的地方进行吼叫。

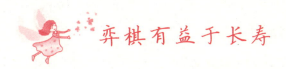

弈棋有益于长寿

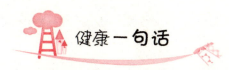

经常弈棋可以减缓人的衰老，有益于健康长寿。

弈棋是一项有益心智的文娱活动，也是一种解除郁闷、畅快心情、开发智力的养生保健方法。传统棋类，如象棋、围棋，变化万千，趣味无穷。

1. 调节情绪。弈棋是一项比较好的健身活动。面对瞬息万变的棋局，弈者凝思运神，可以调节情绪，陶冶性情。

2. 延缓衰老。弈者通过调控自己的心理承受能力，可以调节呼吸快慢、心跳节律，从而改善微循环功能。这样，再辅以科学的饮食调养和适当的药物治疗，既可延缓衰老，又可使病情得到控制和好转。

3. 开发智力。无论是围棋还是象棋，空闲时下几局，既可增加生活情趣，又能开发人的智力，对防止老年人的智力衰退有好处。

细节提示

◎ 弈棋时切不可与人斗气，以免伤心伤神。

◎ 弈棋不可成瘾，否则会有损身心健康。

◎ 不要饭后下棋，应稍事休息，使食物的消化吸收不受影响。

◎ 下棋时间不要过长，1个小时左右即可。下棋后，应适当活动，如散散步等。

◎ 下棋时不要情绪激动。老年人血管弹性差，有的患有动脉硬化、冠心病、高血压，过分地紧张、兴奋、恼怒，可刺激体内交感神经，使血压升高，心跳加快，易诱发中风、心绞痛、心肌梗死，甚至发生猝死。

◎ 晚上下棋不要太晚，如果挑灯夜战，减少了睡眠时间，就会出现眼花、头昏、精神疲乏等症，使身体抵抗力下降，容易生病。

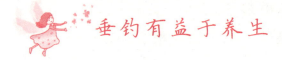

垂钓有益于养生

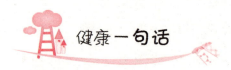

健康一句话

垂钓既可修身养性，又可养生。

姜尚因其德高望重而又高寿被尊为"姜太公"。后人总结他养生的秘诀是"动静结合，天人合一"，而这一秘诀集中体现在他的垂钓中。

垂钓兼有赏画的情趣、吟诗的飘逸、弈棋的睿智和游览的旷达，可以陶冶性情，培养稳健的性格，克服急躁轻浮，具有修身养性的作用。

1. 钓鱼能使肌肉和神经放松。钓者有时静坐,有时漫步,有时收竿换饵,有时又振臂投竿,静中有动,动中有静,动静结合,刚柔相济,舒筋活骨。

2. 水边空气清新,有利于机体的血液循环和新陈代谢,使人心旷神怡。

3. 垂钓可培养人的耐心和毅力,并有助于开阔心胸。

4. 钓鱼可以驱除杂念,放松心情。钓鱼时要求脑、手、眼配合,静、意、动相助,置身于此,种种杂念均弃于九霄云外。

细节提示

◎ 在紧张工作之余,离开嘈杂的城区,来到幽静的旷野,平心静气地抛钩垂钓,一边呼吸着沁人心脾的新鲜空气,一边欣赏着青山绿水、白云蓝天,还不时有鱼儿上钩,使人感到无比舒畅。

◎ 垂钓能解除心脾燥热,对于高血压、神经衰弱、失眠、消化不良等病人有较好的疗效。

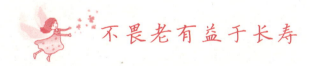

不畏老有益于长寿

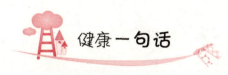
健康一句话

人的健康长寿与心理因素有关。保持不畏老的心态、好的情绪，有益于长寿。

心里不畏老，就不会担心"死之将至"，可延缓生理和心理上的老化，从而起到延缓衰老、益寿延年的作用。

1. 不畏老，能消除忧、惊、恐等不良情绪对人体的危害。

2. 不畏老，会使人充满信心，主动地选择有益健康的生活方式。

3. 不畏老，会使人产生美好的情绪。如果人们在生活上积极进取，又对自己的长寿有信心，无疑会延缓衰老。

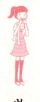

细节提示

◎ 自然规律是任何生命都不可抗拒的，顺应才是明智的选择。

◎ 一种美好的心情，比十剂良药更能解除生理上的疲惫和痛楚。

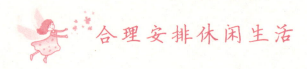

合理安排休闲生活

健康一句话

适当的娱乐是保持身心健康不可缺少的因素。

休闲娱乐对循环系统、呼吸系统、运动系统和免疫系统功能有良好的影响,并且能够帮助提高认知能力,促进个性发展,缓解心理压力,使人获得精神自由,更好地享受生活和生命。因此,要合理安排自己的休闲生活。

1. 选择适合自己兴趣和爱好的活动。一个积极的、合适的业余爱好有助于缓解心理压力。

2. 平衡自己的生活。经常抽点时间参加休闲活动,尤其侧重于那些自己平常工作中不会接触的活动,这样可以放松自己。

3. 给自己放一个假。实在感到支撑不下去时,最好给自己放个假放松一下。

细节提示

◎ 休闲娱乐对身心健康有重要的促进作用。

◎ 生活有规律也是避免压力过大的有效方法。

◎ 不要将负面情绪带到家里。家是一个温馨的避风港,是应该感到温暖和爱的地方。

附 录

《中国居民膳食指南》(2016)核心推荐

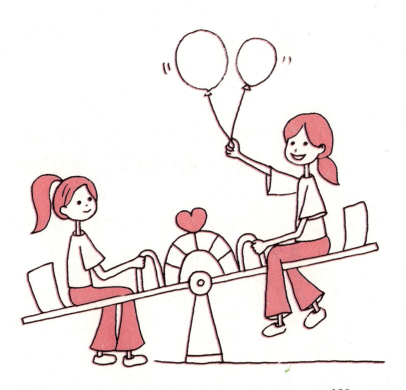

推荐一：食物多样，谷类为主

1. 每天的膳食应包括谷薯类、蔬菜水果类、畜禽鱼蛋奶类、大豆坚果类等食物。
2. 平均每天摄入 12 种以上食物，每周 25 种以上。
3. 每天摄入谷薯类食物 250～400 克，其中全谷物和杂豆类 50～150 克，薯类 50～100 克。
4. 食物多样、谷类为主是平衡膳食模式的重要特征。

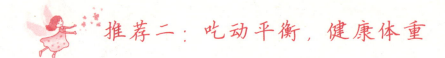

推荐二：吃动平衡，健康体重

1. 各年龄段人群都应天天运动，保持健康体重。
2. 食不过量，控制总能量摄入，保持能量平衡。
3. 坚持日常身体活动，每周至少进行 5 天中等强度身体活动，累计 150 分钟以上；主动身体活动最好每天 6 000 步。
4. 减少久坐时间，每小时起来动一动。

推荐三：多吃蔬果、奶类、大豆

1. 蔬菜、水果是平衡膳食的重要组成部分，奶类富含钙，大豆富含优质蛋白质。
2. 餐餐有蔬菜，保证每天摄入300～500克蔬菜，深色蔬菜应占1/2。
3. 天天吃水果，保证每天摄入200～350克新鲜水果，果汁不能代替鲜果。
4. 吃各种各样的奶制品，相当于每天液态奶300克。
5. 经常吃豆制品，适量吃坚果。

推荐四：适量吃鱼、禽、蛋、瘦肉

1. 鱼、禽、蛋和瘦肉摄入要适量。
2. 每周吃鱼280～525克，畜禽肉280～525克，蛋类280～350克，平均每天摄入总量120～200克。
3. 优先选择鱼和禽。
4. 吃鸡蛋不弃蛋黄。
5. 少吃肥肉、烟熏和腌制肉制品。

推荐五：少盐少油，控糖限酒

1. 培养清淡饮食习惯，少吃高盐和油炸食品。成人每天食盐不超过6克，每天烹调油25~30克。

2. 控制添加糖的摄入量，每天摄入不超过50克，最好控制在25克以下。

3. 每日反式脂肪酸摄入量不超过2克。

4. 足量饮水，成年人每天7~8杯（1 500~1 700毫升），提倡饮用白开水和茶水；不喝或少喝含糖饮料。

5. 儿童少年、孕妇、乳母不应饮酒。成人如饮酒，男性一天饮用酒的酒精量不超过25克，女性不超过15克。

推荐六：杜绝浪费，兴新食尚

1. 珍惜食物，按需备餐，提倡分餐不浪费。
2. 选择新鲜卫生的食物和适宜的烹调方式。
3. 食物制备生熟分开，熟食二次加热要热透。
4. 学会阅读食品标签，合理选择食品。
5. 回家吃饭，享受食物和亲情。
6. 传承优良文化，兴饮食健康新风。

中国居民平衡膳食宝塔(2016)

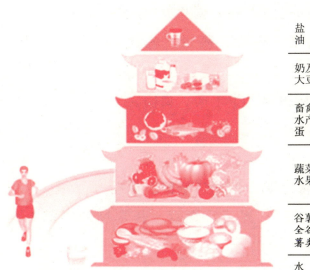

盐	<6克
油	25～30克
奶及奶制品	300克
大豆及坚果类	25～35克
畜禽肉	40～75克
水产品	40～75克
蛋类	40～50克
蔬菜类	300～500克
水果类	200～350克
谷薯类	250～400克
全谷物和杂豆	50～150克
薯类	50～100克
水	1 500～1 700毫升

每天活动6 000步

第一层：

1. 谷类包括小麦、稻米、玉米、高粱等及其制品，如馒头、烙饼、米饭、玉米面饼、面包、饼干、麦片等。薯类包括马铃薯、红薯等。

2. 杂豆包括大豆以外的其他干豆类，如红小豆、绿豆、芸豆等。（杂豆与全谷物特征一致。）

第二层：

1. 蔬菜包括嫩茎、叶、花菜类、根菜类、鲜豆类、茄果瓜

附录　《中国居民膳食指南》（2016）核心推荐

143

菜类、葱蒜类及菌藻类、水生蔬菜类等。

2. 水果包括仁果、浆果、核果、柑橘类、瓜果、热带水果等。

第三层：

1. 常见的水产品是鱼、虾、蟹和贝类。

2. 蛋类包括鸡蛋、鸭蛋、鹅蛋、鹌鹑蛋、鸽蛋及其加工制品。

3. 肉类食品包括猪肉、牛羊肉、禽肉。

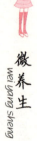

第四层：

1. 乳制品包括液态奶、酸奶、奶酪、奶粉等。

2. 大豆类包括黄豆、黑豆、青豆，其常见的制品有豆浆、豆腐、豆腐干及千张等。

3. 坚果包括花生、瓜子、核桃、杏仁、榛子等。

第五层：

烹调油包括各种动、植物油。植物油包括花生油、大豆油、菜籽油、芝麻油等。动物油包括猪油、牛油、黄油等。

中国居民平衡膳食餐盘(2016)

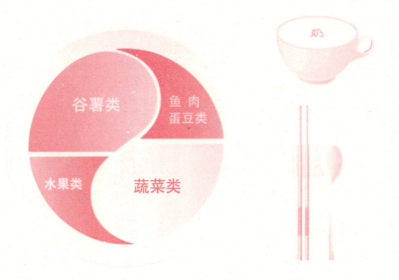

餐盘分成谷薯类、鱼肉蛋豆类、蔬菜类、水果类四部分。

1. 蔬菜类和谷薯类所占的面积最大，占重量的27%~35%。

2. 提供蛋白质的动物性食品所占面积最少，约占总膳食重量的15%。

3. 餐盘旁牛奶杯提示了奶制品的重要性。

餐盘适用于2岁以上的健康人群。

附录 《中国居民膳食指南》（2016）核心推荐